大展好書　好書大展
品嘗好書　冠群可期

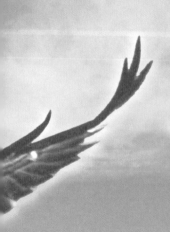

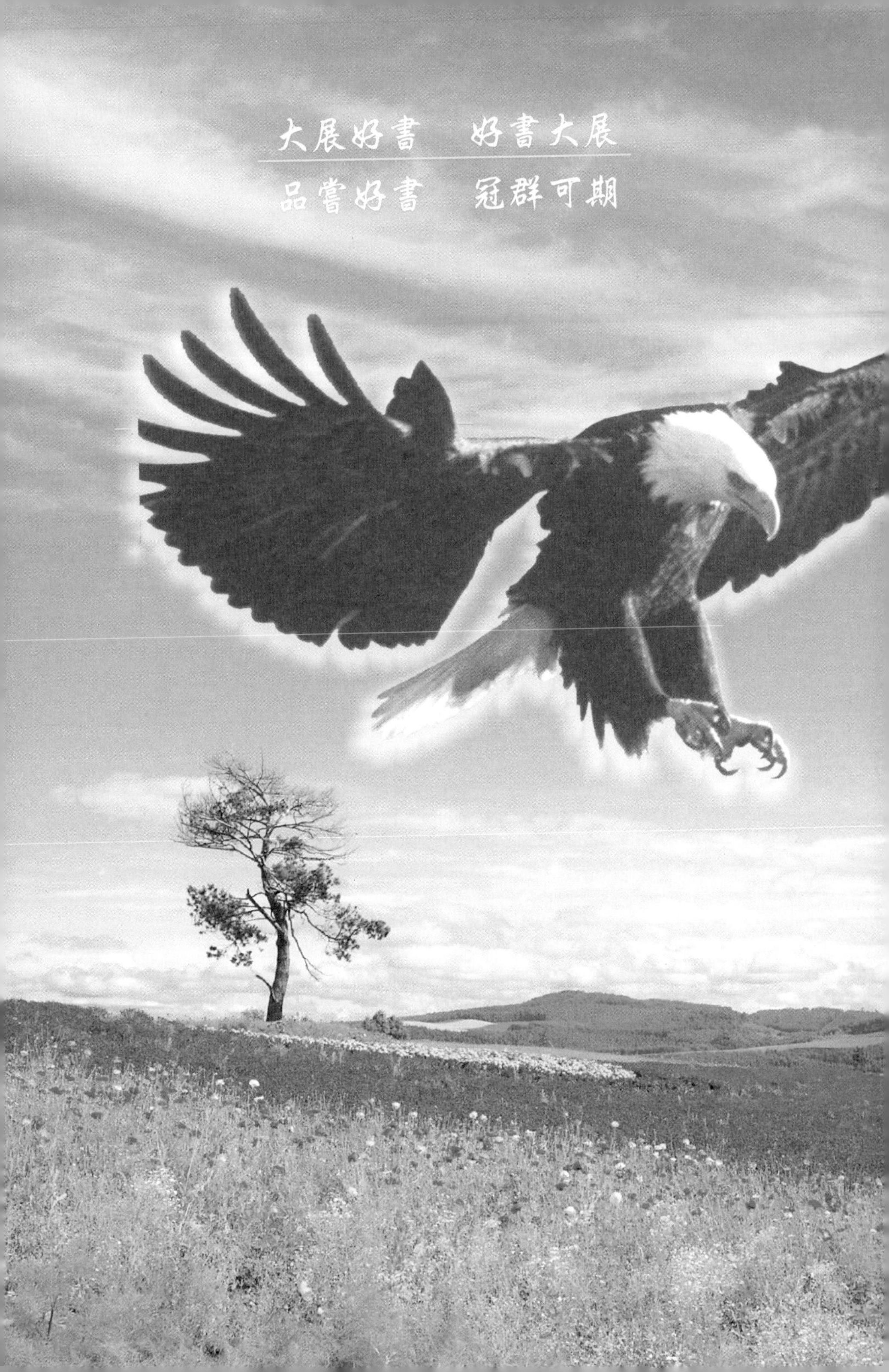
大展好書　好書大展
品嘗好書　冠群可期

快樂健美站

19

瑜伽
美姿美容

黃靜香　編著

大展出版社有限公司

目錄

第一章　瑜伽的世界

宇宙　做瑜伽就會變美……一〇
靜止　了解瑜伽與體操的差異……一四
呼吸　創造和破壞生命的節奏……一八
心像　實現理想的力量……二二
震動　宇宙和我的力量……二五
中心　震動的變換點……三〇
坐法　成金字塔型……三六

第二章　練瑜伽的注意事項

回復自我—側耳傾聽身體的聲音……四二
要開始了—輕輕地告訴肉體……四三
注意事項—飯後二小時、洗澡前後請停止……四四
生理期和病後—與妳的身體或醫師商量……四五
最適宜的時間—起床後和就寢前……四六
盡量利用時間—可以利用斷斷續續的時間……四七
莫要求快—爲什麼有了的時候……四八
變化—瑜伽的變化是很自然的……四九
選擇適當場所—只有你的空間……五〇
換氣—穩當的吸氣、呼氣……五一
服裝—要穿什麼服裝……五二
要有恒心—做不到的原因……五四
樂觀主義者—要有樂觀的決心……五五
準備—上完廁所、關掉電視、收音機……五六

呼吸—先要學習吐氣……五七
氣—使細胞新陳代謝……五八
靜坐—姿勢的配合……五九
姿勢的配合——要注重身體的流動……六〇
休息—休息能提高效果……六一
反應—要跳躍時先蹲下來……六二
你—要做的是你……六三
備忘錄—運用瑜伽……六四

第三章　身體旅行

身體旅行的地圖……六六
路　線……六八
步　驟……六九
阿吉那環　眉間……七二

堪撒環　脖子、喉嚨……七八
阿那哈塔環　胸部……八八
瑪泥不拉環　腹部……九六
斯瓦吉斯塔那環　腰部……一〇八
模那拉拉環　臀部……一一八
根源的生命力　脊椎骨……一二六
手的環　手心……一三四
腳的環　腳底……一四四
天體環　全身……一五八
沙哈斯拉拉環　頭部……一六四
歸納……一七六

第四章　瑜伽的生活方式

靜止、呼、心像……一七八

怎麼辦？……一七九
意識的雷達網……一八〇
注意腳……一八二
手和動作的美……一八四
坐法……一八六
加利佛尼亞風……一八七
歸納……一八八

第五章　減　肥

減肥的兩大支柱……一九〇
要弄清楚……一九一
未來像……一九二
每天要做的姿勢……一九四
減肥的連續姿勢Ⅰ～Ⅶ……一九六

用腦來進食……二一〇
嚴禁焦慮……二一一
口和胃的距離……二一二
瑪泥不拉型……二一三
新的旅途……二一四
認識卡路里……二一五
日常生活的姿勢……二一八
歸　納……二一九

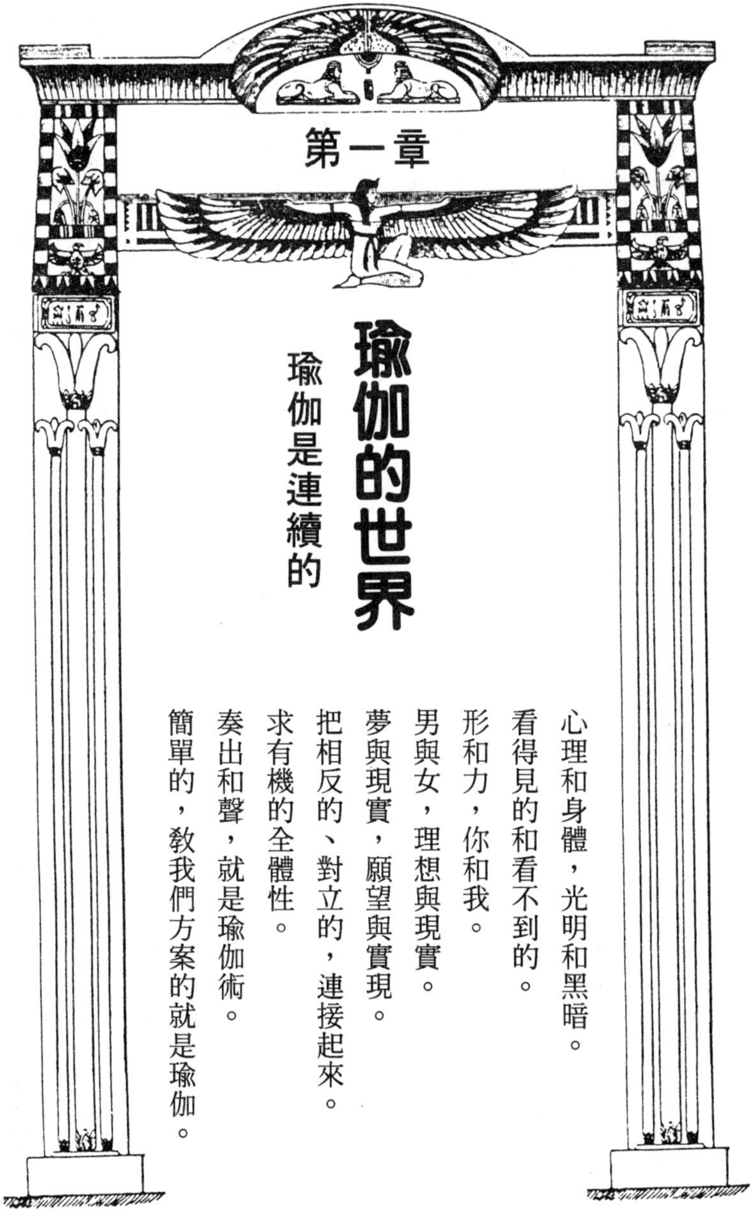

第一章

瑜伽的世界

瑜伽是連續的

心理和身體，光明和黑暗。
看得見的和看不到的。
形和力，你和我。
男與女，理想與現實。
夢與現實，願望與實現。
把相反的、對立的，連接起來。
求有機的全體性。
奏出和聲，就是瑜伽術。
簡單的，教我們方案的就是瑜伽。

宇宙—做瑜伽就會變美

瑜伽是將我們認為無關的、放棄的連接起來。

把心理和身體，理想與現實，看得見和看不見的，力和形，相反的、對立的東西結合起來，形成調和的全體，這就是瑜伽。

現代人的知識，比六千年前練瑜伽術的印度人豐富。而知識和情報愈豐富，這個宇宙就愈顯得多元性與無秩序，像是沒有統一，一片混沌。

理解，就是分析的意思。

增加知識、提高理解力，就是一種無止境的分析。分類、細分化的意思。

好比一張完整的畫，像益智拼圖般被分化成好幾部分。雖然增加了部分知識的了解，卻看不到完整的圖，甚至連原有的完整像也忘記了。倘若各部門的專家，把分圖的斷片，再仔細分化，知識就更形尖銳了。

畢達哥拉斯派的宇宙

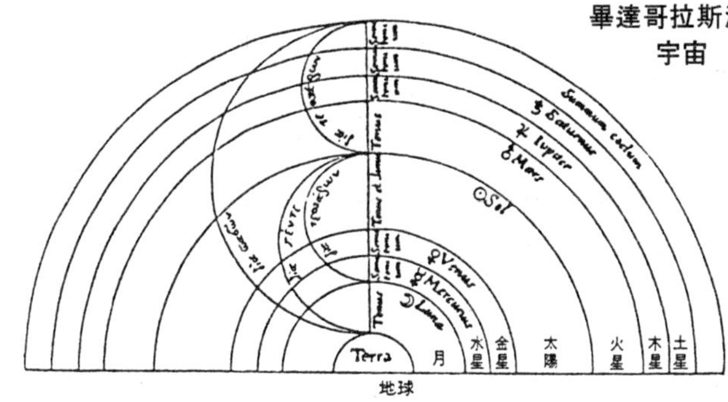

另外，為了要了解全體像。處在目前情報、價值觀多元化的時代，就更需要「大綜合」。瞭解本身的類屬，知道自己在全體性之中的實在價值。

而告訴我們這個方法和方向的，就是瑜伽。

粗野、難相處的男人，在其粗暴的外觀裡，蘊藏的是意想不到的溫柔、羅曼蒂克。

牛津大學數學教授洛基杉先生，和滑稽的「愛麗絲夢遊仙境」作者路易士加洛露先生，是同一人。

二千五百年前的畢達哥拉斯，也是一個浪漫的神秘主義者。跟夥伴們一起做瑜伽的生活方式（食齋、冥想、自制等）的畢達哥拉斯，不只看部分的東西，而是想要知道整體性的宇宙，數學、物理學就是他求知的手段。

懂得越多，就知道這個宇宙並不混沌，而是充滿秩序與調和。譬如說，行星間的距離就是個很美的比例。

他說：「♬天體是在奏著音樂啊！」

所以，他就把宇宙稱為Cosmos（有秩序、調和的全體之意）。

現代的愛因斯坦，就無法提出證明宇宙是全體統一理論。

古代的畢達拉斯是超越理論，用冥想的直覺和五官的體驗，以實在感覺的瑜伽方法，抓住宇宙的全體像。

宇宙是有一定秩序、有機性的全體，並非集合零碎部分拼湊而成的無機性的東西。有心理和身體，有看得到和看不到的，有力和形的我們，也是一個全體，是呼應大宇宙的小宇宙。

瑜伽的目的，是把大宇宙和小宇宙結合起來。這是了解自己本身，知道宇宙和個人的關係，同時也是知道宇宙全體像的開始。

瑜伽喜愛「智慧」。「愛」「智慧」就稱為哲學。

瑜伽結合所有的東西，而有調和性的結合就是美。因此瑜伽就是美的哲學，也是一種很自然的「變美」的願望，並且是有步驟的教我們實現的體系。

由追求肉體上的美，到不知不覺地引導我們入冥想的精神旅行中，你將遇到無限調和、幸福的宇宙，這是因為人類是全體性的緣故。

以瑜伽術來做身體和精神世界的旅行，你將會遇到新鮮的自己，美的概念也會成長、擴大。不止於肉體和精神上的追求，就是生活本身或眼睛看不見卻支配著我們生活方式的人生觀、宇宙觀，也都是要變美的願望，都會從我們的內心深處湧現。

做瑜伽術時，生活方式本身就會變成全體性的美的追求。「知識」就是力量，讓我們一起來做認識自己的肉體旅行吧。

要先能體會變得調和，變得美麗的方法，你就可以變得很美。

瑜伽術是給予你美的力量的哲學。

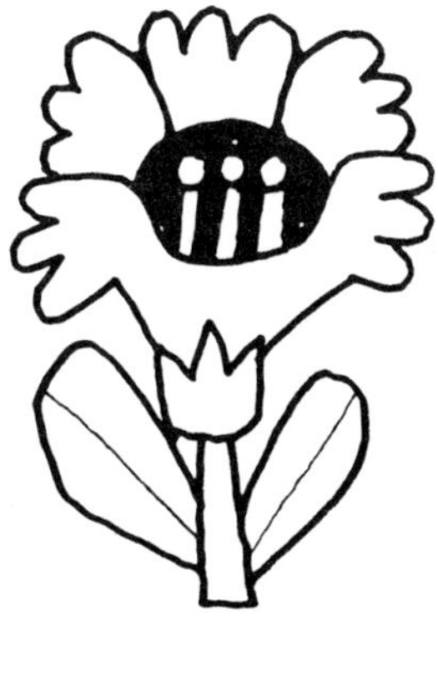

靜止——了解瑜伽與體操的差異

我們是將腳踏在大地之母上（一），向著父親的天（|）來成長的（宇宙的人類）。瑜伽又這樣的解釋說一和|的長度是相等的，合奏出美而調和的希臘（＋）架。

我們的全體性就是以此來象徵的。

身體、物質、大地、母親、現實、現在等，這些看得見的世界，和心、意識、天、父親、理想、永遠等，這些看不見的世界，看似對立，但事實上，是相輔相成為一個全體性的。

瑜伽有宇宙的方向性，由肉體的靜止入門。根據十字的原理，我們的目標有如高層建築物的頂端向著天一樣，因此要保持穩固的肉體基礎。

（本書屬肉體篇，精神方面的「冥想」，就是一個十字的架構。）

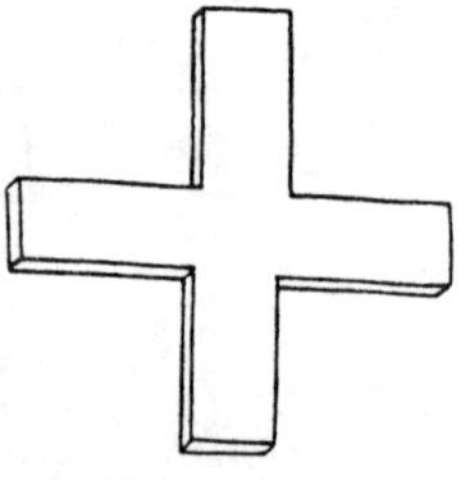

希臘十字架

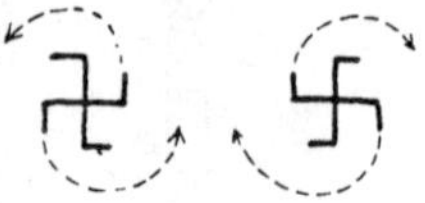

從現在開始，我們要做瑜伽姿勢的肉體旅行，也是「十」原理的重點。瑜伽不只是操作身體的「動」，和停止身體的「靜」配合而已，姿勢更是重要。

動和靜的調和，不單從外表「看得到的姿態」來看，內部的血液、神經、氣、意識等「看不到的流動」，在姿勢上更是重要。

在印度稱為坐法，就是長時間保持一定的姿勢不動。英文叫做 pose，休止、中止叫做 pause。而將瑜伽的姿勢，用我國的文字來說，就是靜止。

（練瑜伽術就會知道，抓住心像的本質是非常重要的。因為它藏在深處的、無意識的，在無意識世界所用的語言，不像我們所講出來的話，而是畫。）

瑜伽的姿勢是靜止的與意識的明示。

實際去做就會瞭解，從外觀來看是靜止的，但在內部卻是動的，緊張的程度達到極點。「要倒下去了！」（作用）當身體這樣感覺時，心裡則命令說「不要倒下去！」（反作用），最後表現出的是沒有倒下去的靜止姿勢。這種感情就像在拔河時，紅白兩隊都用同樣的力量，因此繩子不動了。或是兩個劍客決鬥時，對立不動的凝視彼此的眼神。

到動的極限時，動就會轉變成靜，這就是瑜伽的靜止。

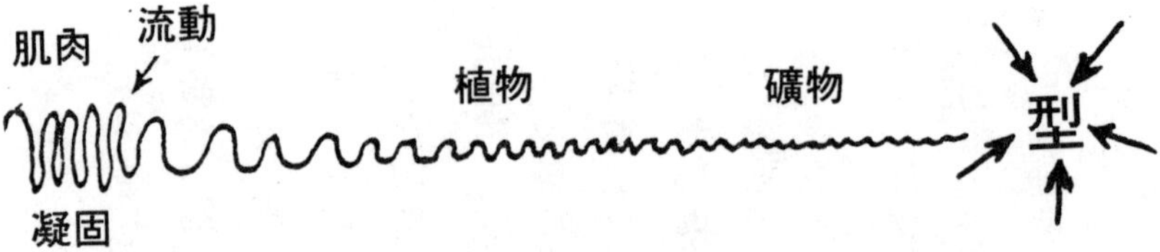

然而靜止如果是瞬間的話，就無意義了。它是一種坐法，所以要維持一段時間。開始練習時，最少要五秒，每天延長一秒，差不多能維持三十秒到一分鐘就可以了。但**不要太勉強**！

對初學的你來說，不要太勉強安定的姿勢，只要完成「靜止」就可以了。因為你的身體是由各種的姿勢累積起來的。所以慢慢的、輕輕的去做以後，就會聽到發自你身體的聲音告訴你它的感覺。

與你的身體談話，要輕輕的，若過分用力，對話就會中斷。

一天做一㎜的伸縮努力，目前做不到，是因為過去生活習慣的結果。現在只需要一㎜的變化，就可以造就未來新的自我。如果自己認為「做不到」就不會變得美了。

沒有人一開始就會，正因為不會才要學。所以在不能做某一種姿勢時，就應有「這就是我需要的姿勢」的想法。

維持瑜伽靜止姿勢的必要，是因為在一定的時間內用這種姿勢，才能刺激內臟和肌肉。如肌肉鍛鍊法一樣，讓肌肉緊張五秒鐘，就會有發達的效果。

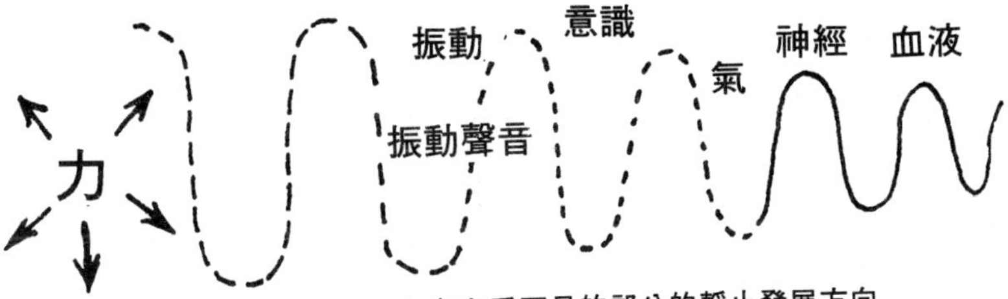

所以對美和健康而言，瑜伽的靜止是有絕大效果的。不僅如此，在「看不見的部分」的靜止，也是有一定方向性的。

每天持續做，就會感到留在自己內部的各種流動的存在。

雖然沒有感情，但有「有」的心像是很明顯的。就像在心中繪了一幅畫。因此能感到流動，也能控制。

在第三章的肉體旅行是由眼睛到頭的項目。這項目就是集中意識的交點。

先把意義集中在某一部分的肌肉，熟悉在那部分集中血液和神經的流動，然後再練習自由自在的集中。氣的流動和宇宙的震動，在練習時自然會學會。

呼吸——創造和破壞生命的節奏

將瑜伽的姿勢和呼吸一體化。

譬如把身體向前彎，讓鼻子碰到膝蓋的姿勢（knee to nose pose，站立，坐下，把兩腳伸到前面，各一隻伸到前面……等，有很多變化）；剛開始不能夠，是不是，來，一、二、三，先不管呼吸只用彈性來活動你的肌肉吧。

然後從肚子到胸部，深且輕的配合你的呼吸，把身體慢慢的彎曲再伸直。

相反的，做仰臥的姿勢（弓、拱門、魚、舟……等）時，要由鼻子吸氣，從腳部、胸部、鎖骨，由下按次序充滿氣，而使得胸部挺起向後彎，彎到不能再彎時再吐氣，身體就會更往後彎。

瑜伽姿勢的重點，是配合吐氣和吸氣，柔軟的活動身體的動作。

如果一邊聽八拍的音樂節奏，一邊慢慢地想著瑜伽的姿勢，是做不到的。必需要以聽快節奏的心，配合緩慢的節奏來活動身體。

這種節奏不是人工的、機械性的。在做瑜伽時，要把身體溶入大自然的節奏，就像慢慢捲起的海浪一樣，配合海浪裡的魚和船做出姿勢。如果節奏像吹過森林的風，就做出回答樹林的姿勢，要有「我就是樹」的心像。

為了適應現代社會忙碌的節奏而生存下去，你可以在都市狹窄的房間內，做一做和大自然節奏合為一體的瑜伽姿勢，一定會覺得爽快。

此時你也會發現，你的動作和意識的交點配合成一體。雖然，我們的身體和精神容易分散，可是靠著呼吸，我們能將它們結合成一體。所以繼續做瑜伽，身體就如心所願的做出各種反應。

就生理上言，根據瑜伽姿勢所做的深呼吸，充分的吸進氧氣是很好的。對腦細胞而言，最大的糧食就是氧氣。當各種營養素的熱量要燃燒時是需要氧氣的，缺乏氧氣人就會失神，當然運氣不好也會死亡。

可是經過實驗的結果，知道支配呼吸的腦並不是血液中的氧氣，而是二氧化碳。

換言之，我們在呼吸時，比吸進氧氣更重要的是把體內的二氧化碳吐出來。所以，「呼吸」這句話是先說「呼」（如果先吸的話不就變成吸呼了）。

可是一般人總是說：「來，深呼吸！吸進新鮮的空氣！」其實是要吐氣才對，因為我們胸部已經有滿滿的空氣了，怎麼能再吸進去呢？

必須要先吐氣，才能吸進新鮮的好空氣啊！這和大自然的四季週期、月亮的圓缺、宇宙的運動是相同的原理。為了創造所以要破壞，就像冬天的枯死和春天的萌芽，是死亡和復活的週期性節奏一樣。

所以讓我們先來學習吐氣的方法。從腹部的深處把二氧化碳和體內的邪氣、毒氣，連過去也一起吐出來，如此便自然能吸入新鮮的、好的氧氣，把生命力、宇宙的知性，連未來也一起吸進去。

吐氣時，要有股遠心擴大、伸長的力量，並在心裡很明確的感覺，意識到達宇宙的盡頭。

吸氣時，你要明顯的意識身體內部向心凝縮的力量。

摒息時，就把意識停止在某一點不動。想把那個地方變美，就把意識集中在那裡。

在瑜伽中，呼吸法和體位、冥想並列，同樣重要。這是因為呼吸不單是氧氣和二氧化碳的交換，且要吸進充滿在宇宙的生命力和微妙的震動。

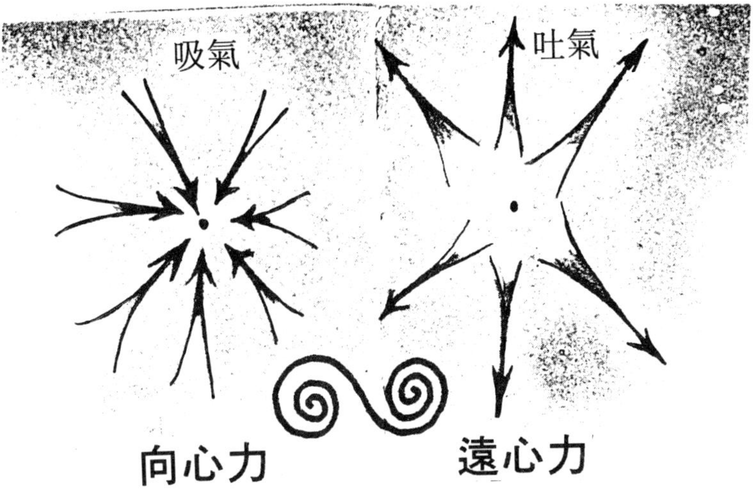

可是坐著把意識集中在呼吸，對初學者而言是有些無聊，不太能持續，而且也不清楚從腳尖呼吸起的意義。

先以靜止的姿勢，抓住呼吸的竅門，你就能感覺到生命力的存在，也能培養集中力，慢慢地學會呼吸法和冥想。

心像——實現理想的力量

我們做靜止的姿勢，把意識集中在要變細的腰部上。在內心畫一幅細腰的像，把靠近細腰的部分，做特寫鏡頭放大，這才是我們所要的心像。把眼睛閉起來，將意識集中在腰部。就能鮮明的看到腰的部分。

從事於造形或色調工作的人（如：設計師、建築師、插畫家、服裝業者等），就可以像看彩色照片般地看得很清楚。因為他們習慣於將未出現到這個世界的像——未來像，在畫中、照片、建築物、服裝裡表現出來。因此將現實中既有的、看慣的自己的身體，當做心像再看時，那是件很輕易的。

在扭轉的姿勢要領中（一〇二頁），把身體扭轉，腰的脂肪會燃燒，贅肉就會消失。心像裡的腰不是凝固的、是流動性的、可塑性的、會變化的。

現在，我們要實現遠大夢想的第一部分，就是把意識集中在這姿勢上。

累積這樣的過程，你就會越來越漂亮。因為身體能按照心裡所想的做出反應。有了瑜伽術中靜止和呼吸這兩樣武器，自然就沒有達不到的心願。

現在我們來實驗，為什麼身體能按照心裡所想的那樣反應出來，也就是和新的自己邂逅。

把手肘輕輕的彎曲，張開二手，伸到前面，眼睛閉上。清楚地想下面的心像。

右手拿著保齡球，很勉強舉起來，心裡想「嗯，好重啊！」左手的手指頭用線繫著一個紅色汽球飛到藍天去，你也輕輕的飛上去！

把這個映像，如電影的鏡頭清楚地持續三分鐘後，眼睛睜開看看，左手仍然在胸部，右手在腹部，並未移動……，是的，心和身體就這樣結合起來了。

（左右手，本來就不動的，你有沒有一個個地聯想出三分鐘前的事？還是想著其他事，沒有將意識集中在一個心像呢？）

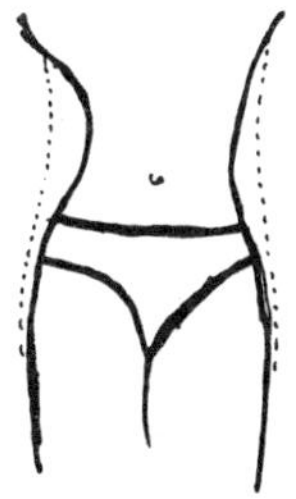

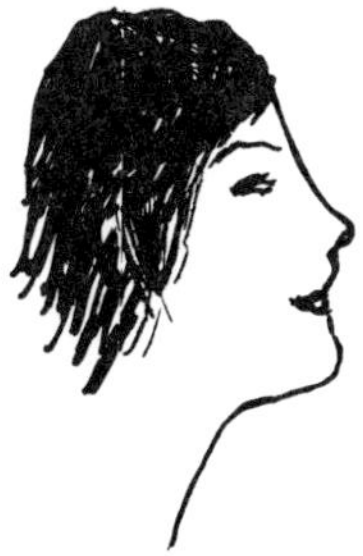

所以要把靜坐的動作當做心像來看。當舉起腳時，只要想腳的事情，肌肉、神經、血液都集中在腳，就會有很大的效果。體溫也會因心像而變化。

將右手放在冰塊上，左手放在熱水盆中，然後在腦中心像，三分鐘。三分鐘後，左右手溫度差平均有三度，這是非常有趣的現象。

每天高高興興地持續靜坐，自然會有集中力，且輕易的就能浮上心像。不久就因這個心像而能控制血液、體液、意識的流動。「流吧！流吧！」，「再流動，再流動！……」只要你在心中描繪這些心像，你就可以做到。

心像重要的理由不只這些。

能夠隨心所欲的畫出心像，就是下面所要說的生命力，和宇宙的知性力接觸的重點。

繼續做肉體旅行就能感覺到生命力……等，是五官察覺不到的微妙事情，它無味、無色、無聲、無香、無觸感，但的確是存在的。

把這個微妙的感覺描繪在心裡面，當做心像。剛開始是模糊的，但會逐漸的清晰，終能畫成一幅畫。

以想像力的作用，就可控制微妙、無限的力量，真快樂。

震動——宇宙和我的力量

孩提時是一個充滿感覺，凡事都有生命的一個時期。

「樹林裡有樹精變成滿臉都是皺紋的老公公；湖裡住著由水精變成的少女；山裡有巨人的山精……。」那時候的確有這樣的感覺。

可是長大後，樹木、山、湖都沒有什麼表情了。「……精靈是原始人心靈的信仰，是未開化的感情，是落後的，是很傻的想法。」以為有這樣想法，就是聰明的長大了。

但是在練瑜伽術時，你就會再遇到小時候的那些經驗。因為這時身心感受會提高，就如在走螺旋式的樓梯一樣，繞一圈後，又回到原來的方向位上，可是高度（立場）就更高一層了。曾被稱為四大妖精的地、水、火、風，及千千萬萬個被稱為神的東西，在大自然的生命熱量中多元的閃爍著。你將體會到這些東西的確是存在著，也更能體會到這種微妙的力量。

把美麗、體貼的力量畫成美女的心像，把強烈的、粗暴的力量畫成巨人的心像，並不是要你看力量本身，是只看美女——巨人。由於我們常常會斷定地說，並沒有美女和巨人，也沒有那様的力量。因為我們已經長大，用眼睛是看不見這些了。但把宇宙和大自然的「精」擬人化，或以接近事實的方式來表現，就是為了能與現實感受聯絡。

「精」是無形的力。

「精力旺盛」、「精神」、「精髓」，是眼睛看不見，但的確能感覺到的力量。

這個力量是和震動這句話最符合的心像。

把相愛二人包圍起來的，是溫暖的心的震動；語言和聲音的震動；音樂的震動；地震、打雷的物理震動；給藝術家靈感的震動；天體的宇宙震動；ＯＭ、阿門等聖音的震動。各個節奏的波動、波長、振動數不同，功用和影響也不同，但都是震動。

你會發現這個宇宙充滿了震動，只是你以前沒有感覺到而已。而瑜伽是包括整個宇宙的震動，再用三種性質表現出來，即宇宙的知性力、生命力、根源的生命力。

宇宙的知性力是最微妙纖細的，但卻有最大的力量，是宇宙知性的、精神的震動。

呼吸是構成我們宇宙生命體的形成力、生命力，採取此力量的方法就是瑜伽的呼吸法。

呼吸是從我們的身體，放射出一種光、氣氛，感到它的光輝時稱為氣光。植物和高周波的紫外光照片也會放出這樣的氣光。這也就是為什麼我們在都市生活疲倦時，就希望被綠野環繞，躺在草坪上或靠在樹上一樣，希望植物把它的生命力注射給我們。讓我們有再生的你氣氛。所以，我想是以生命力和整個宇宙結合，生命力在我們稱為之「氣」。

先天的元氣，是形成所有東西的力量，這種宇宙的熱量（一）分為陰、陽（二）力量。而氣是以三種現象來表現，但它們原本是一體的。如宇宙中的大氣、空氣、天氣；心理上的氣氛，氣度、氣質、脾氣等無意識的心；病氣、元氣、生氣的生理上的現象等，把宇宙、心和身體融合成一起就是「氣」。

中國人的針灸是世界聞名的，它是刺激體內氣流的穴道而產生效果的。蘇俄為了追求生理和物理上的氣，發展四次元科學的超心理學，研究並證明和唯物論對立的心的力量，這不是很可笑嗎？精神力或精神感應並被透視後，就可達到如金字塔的頂尖力量，而這都只是如氣的花紋中，多樣現象的一種而已。

瑜伽的姿勢，是使氣的流動活潑、旺盛、刺激穴道，因此會變得又美又健康。

震動的另一個力量是根源的生命力。生命力是藏在身體內原始的、根源的生命力。宇宙的知性力是天上的、超意識的精神力量。根源的生命力是地上無意識物質結合的力量，將宇宙的知性力當做男神，根源的生命力當做女神，這兩種力量的結合就是瑜伽的目標。

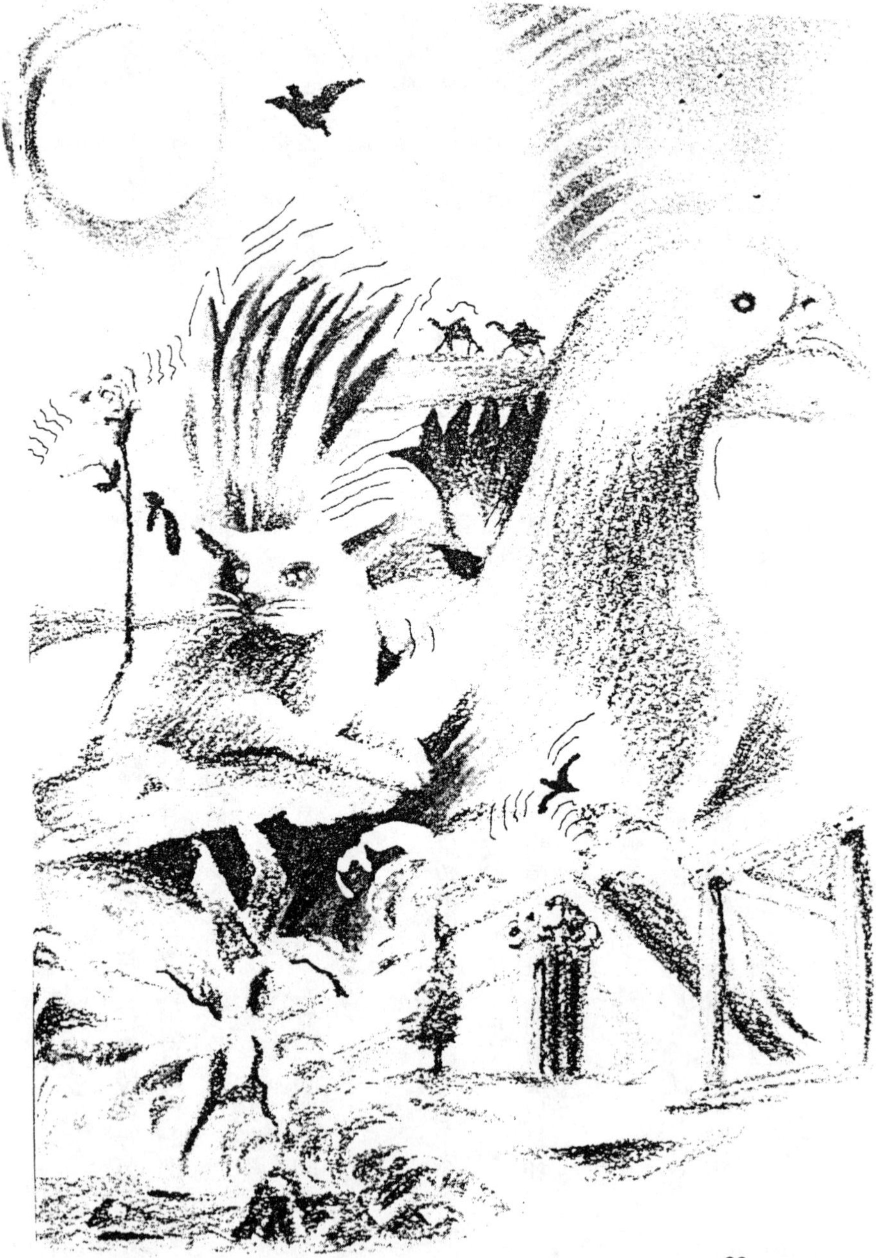

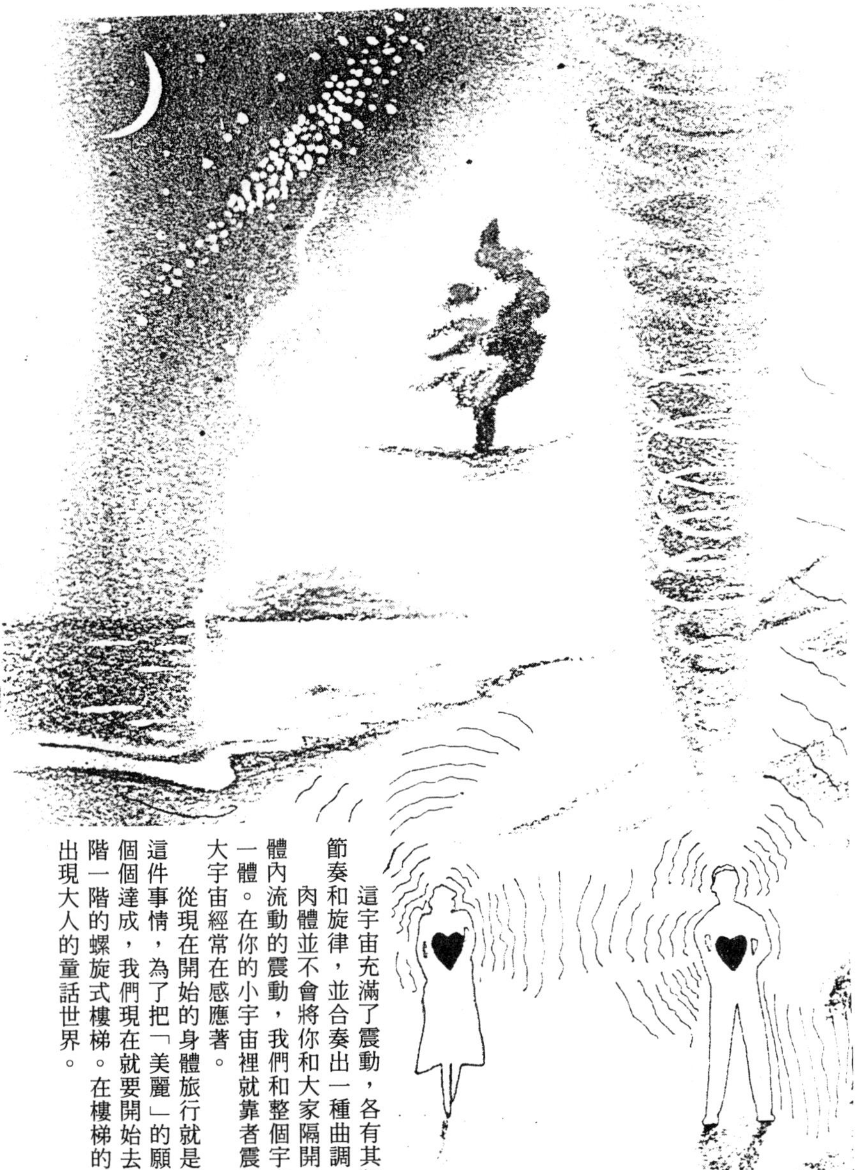

這宇宙充滿了震動，各有其獨特的節奏和旋律，並合奏出一種曲調。

肉體並不會將你和大家隔開，藉由體內流動的震動，我們和整個宇宙結成一體。在你的小宇宙裡就靠者震動，和大宇宙經常在感應著。

從現在開始的身體旅行就是要體驗這件事情，為了把「美麗」的願望，一個個達成，我們現在就要開始去爬這一階一階的螺旋式樓梯。在樓梯的那頭會出現大人的童話世界。

中心——震動的變換點

我們的皮膚藉由我們全身大約三百六十點的穴道轉換成肉體的熱量和心理的力量，吸取宇宙震動。

管理穴道的中心在背脊上（脊髓骨裡有七處），自古就稱為「環」。

「環」是我們和宇宙震動結合的變換中心。它的作用就像電視、收音機的選台器一樣，只要把收信的選台器對準，就能將空氣中，聽不見、看不到的電波轉換成畫面和聲音。

七個環是將宇宙震動的七個節奏——各個都同一步調，接受成為體內不同的震動。七個環就與七個波長不同的廣播電台，選台器的接收原理一樣。

把環化做蓮花，生命力的根源化做蛇，初時的環是一個未開的花苞，生命力的根源是處於睡眠狀態的蛇。當我們爬上瑜伽的螺旋式樓梯，生命力的根據甦醒了，順著螺旋式的迴轉升上背骨，將花苞狀態的七個被封閉的環，一個一個讓它開花。你的體內會湧出神所贈予的

七個環，三個震動

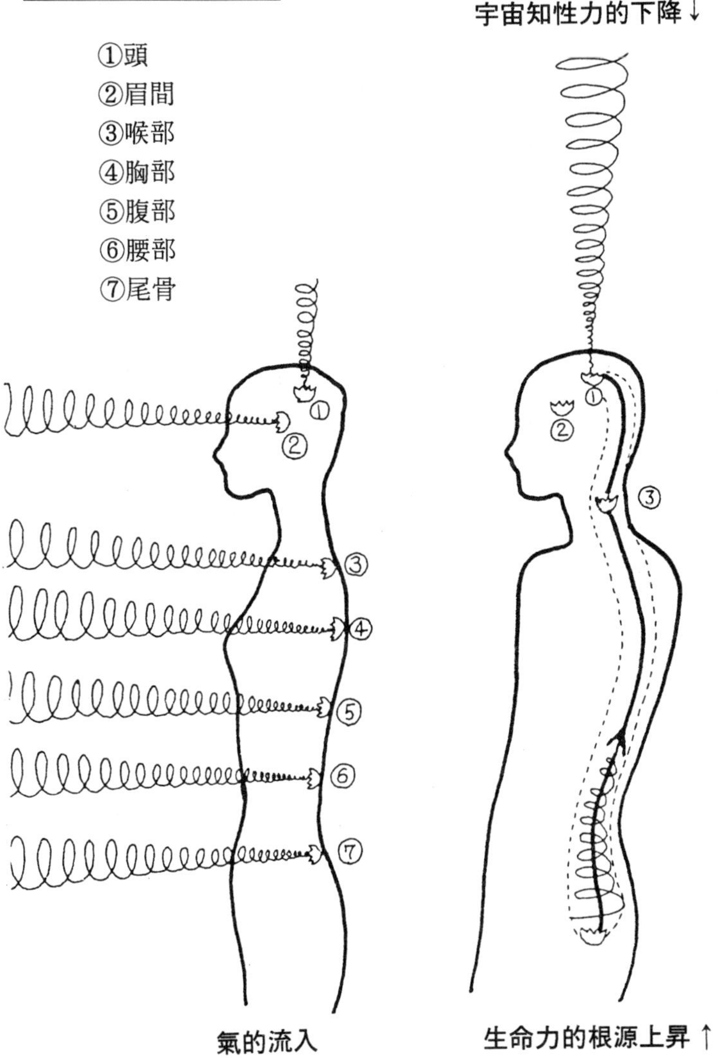

①頭
②眉間
③喉部
④胸部
⑤腹部
⑥腰部
⑦尾骨
宇宙知性力的下降↓
①
②
③
④
⑤
⑥
⑦
氣的流入
生命力的根源上昇↑

象　　徵	環　　名	肉體的部位
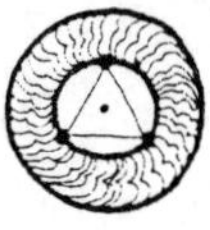	沙哈斯拉拉環	頭
	阿吉那環	眉間
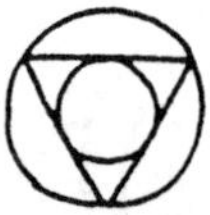	堪撒環	頸子・喉嚨
達畢地之星 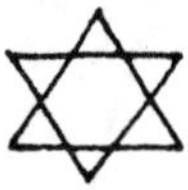	阿那哈塔環	胸部
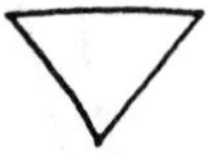	瑪泥不拉環	腹部
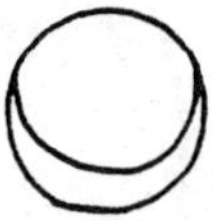	斯瓦吉斯塔那環	腰部
	模那拉拉環	尾骨

✡
相輔性

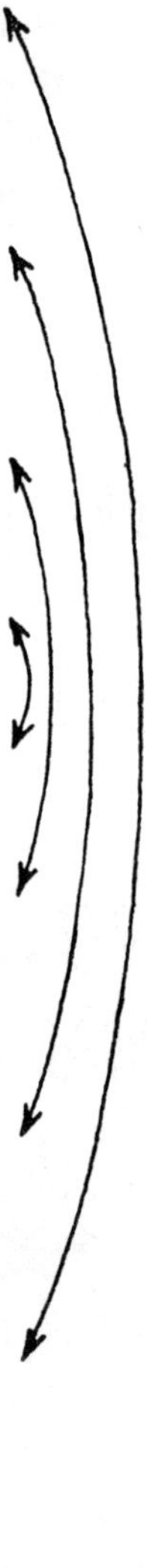

力量。

生命力的根源稱為性力熱量，又被讚為火的熱量。是一種很強烈的熱量，如果沒有做好心理準備及理智的確立，會遭到燙傷，導致身心不調和、不穩定。因此環是封閉的，生命力的根源像是冬眠狀態中的蛇，時機未到以前，我們都是被保護著的。

開花以前，環是由生理和心理上次元的中心控制著。

腦脊髓神經系統的七個中心包括頭蓋骨、頸椎、胸椎、腰椎、骨盤的椎骨中心、腦和內臟的中心、賀爾蒙中心等穴道的功用，並是這七個穴道的體質、性質、氣質中心。

現在要出發的變美的肉體旅行，是按部位來做的。做各種姿勢之前，自然地會與七個環的部位相對應，為提高效果，在此先說明各部位心理上、生理上的環的作用。認識這些部位以後要有心像，才能得到力量。

平常我們體內只會有某一個環特別活潑、旺盛的發生功用，七個環成為一個很調和的整體環是很少見的。因此，我們必需求全體性的瑜伽。

正在用頭腦的人，在其對極的生命力泉源模那拉拉環（根的環），一開始行動，戰鬥的腰環就不發生作用，像是在做夢、脫離了現實一樣……等等。

只要某一種環很活潑，體質、氣質就會被環的作用俘虜，而不能作為自由的人，不能變成嶄新的自己。

要變美，為了達成這個願望，控制環是很重要的。

環是上下排列的七個，上面是普通的、宇宙的知性力，用以攝取精神上的震動。下面是個別的、個人的根源生命力，用以攝取熱體上的震動。上下之分並沒有優劣，都是必需的。

我們就像是在地球上紮根，在宇宙開花的玫瑰。

根朝著地球的中心，向心似的下降，實實在在的在大地之中。花是向著宇宙，離心似的上昇，向著理想、向著永遠，到遙遠的天空。

我們同時有二個方向性，要保持我們的中心，以整個的我生存下去。不要迷失自己，不要被宇宙迷惑，要好好保重自己。

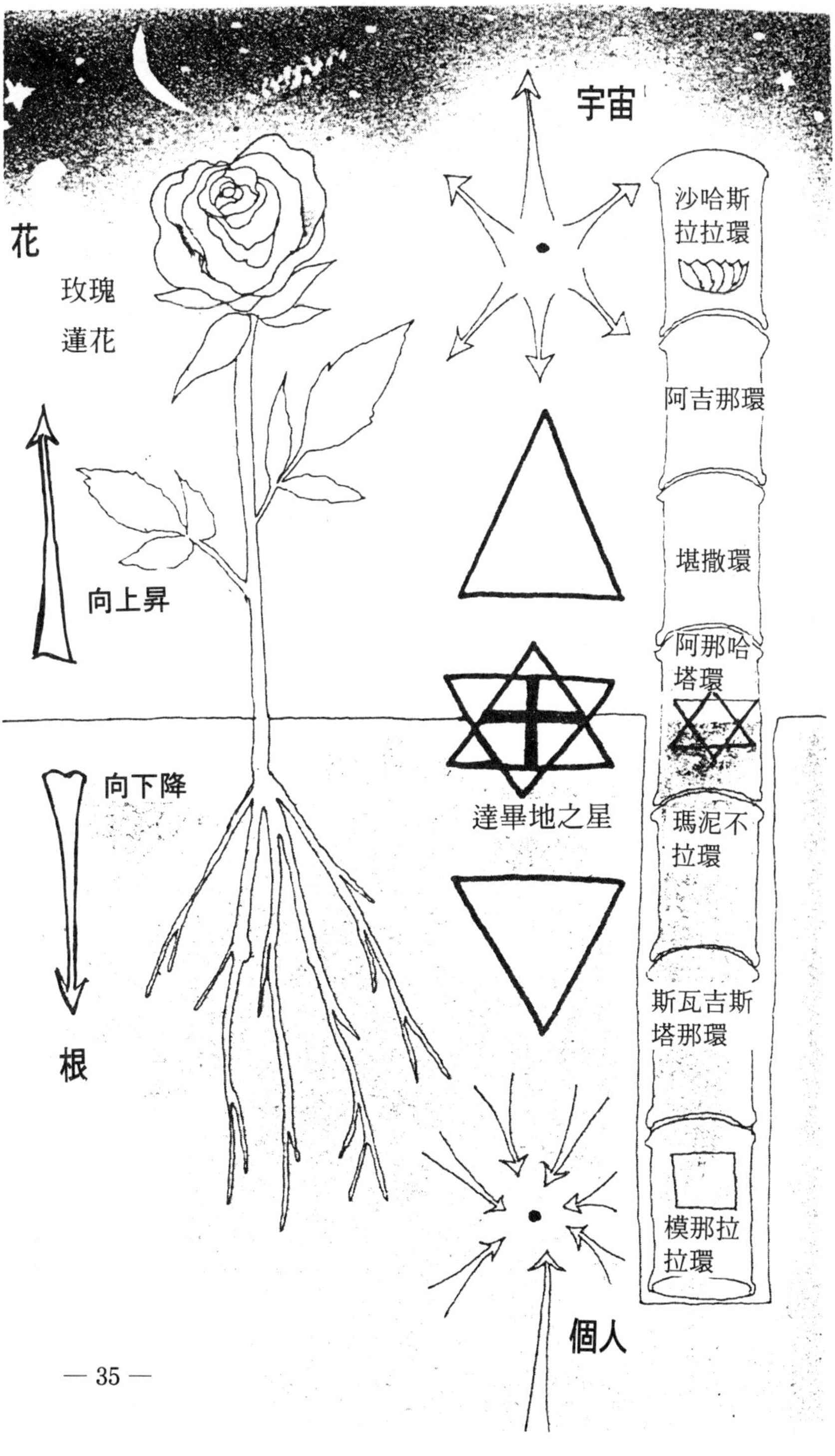
宇宙
花
玫瑰
蓮花
向上昇
向下降
根
沙哈斯
拉拉環
阿吉那環
堪撒環
阿那哈
塔環
達畢地之星
瑪泥不
拉環
斯瓦吉斯
塔那環
模那拉
拉環
個人

坐法——成金字塔型

在心中把自己畫成一朵玫瑰的心像。

由腰部到腳是根，背骨是莖、頭是花，手是葉子。

腦脊髓神經伸出如樹枝的圖形，從尾骨開始的背骨內，保護著像植物精髓的東西。

在這裡面還有生命力根源的通路，和被稱為環的節。

腦脊髓神經中的一條髓的最上面，膨脹和果實的部分就是大腦。

我們的身體構造如前所說過的，所以才能使腰和腳固定，而且只要把背脊伸直，腦和神經也能得到安定。

長時間的坐著做這種安定、自然的姿勢，靠著自律神經中的腦脊髓神經在活動的內臟、血液、體液、荷爾蒙……等的功用，也會提高到最大的效率，而使情緒感到溫和。

長時間坐著，也不覺得累的宇宙生命體自然的坐法，就是接著要說的蓮花坐、半坐、安坐。

開始時不易做到，你可利用看電視、看書時，抽點時間練習，習慣後會覺得身心很安定。和靜止的姿勢一起進行，能使身體的歪斜消失，並且你馬上就能做到。這三種坐法，看起來就像一個△（三角形）。

這就是金字塔型。如金字塔的坐法就能發生金字塔般的力量，由四角錐的頂點會流入震動，我們的身體就是這樣。

這樣的坐法，由頭頂直向背脊，就可流入生命力。能與宇宙的震動發生共鳴。地上的生命力根源用這種坐法，就比較容易、順利的上升。如果腰、背骨、脖子、頭歪曲的話，熱量就會停滯在中途中，容易發生異常現象。

坐法

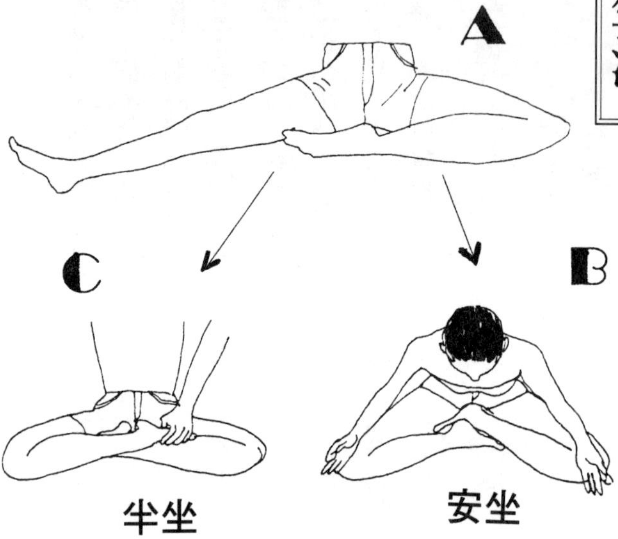

適合初學者

腳的盤腿法

安坐

(A)把右腳伸直坐下，左腳踝牢牢放在腳的基部（肛門和生殖器的中間部）。

(B)彎曲右腳，把右腳踝併在左腳踝前面。

●是任何人都可以做到的簡單做法，從現在就開始吧！

半坐

(A)如前。

(C)把右腳彎曲，腳背用手放在左腿上。腳底就順著左腿伸出。

☆此法適合長時間的冥想。能刺激模部那拉拉環，使生命力根源甦醒的坐法。

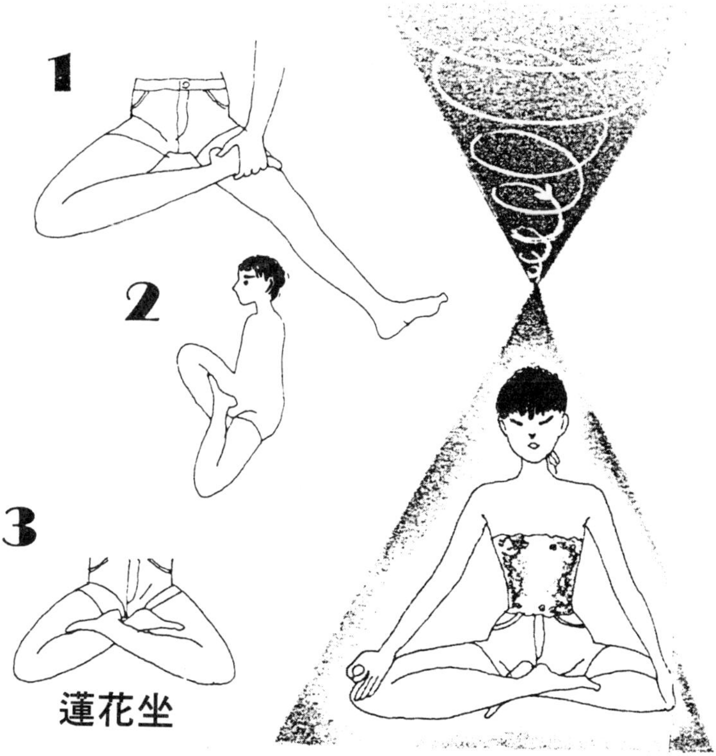

蓮花坐

①把左腳伸直坐下，右腳彎曲。將右腳背放左腿上，腳底就會向上。

②把左腳彎曲，用雙手拿著左腳放在右腿上。

③左右腳盤得很深，兩膝蓋都要碰到地板。

◉注意：每一種坐法，盤腿的腳可以交換盤纏，以免經常放在一邊，身體會變歪。

姿勢

把肩膀的力量抽出，背骨自然地向上伸直。

手印

把拇指和食指要彎曲做成○型，剩下的三指伸直。

呼吸

以口呼吸，從腹底充分的吐氣三次，以後就從鼻子吸氣、吐氣。慢慢的、平靜的做自然的呼吸。

永遠、理想

以永遠為目標，但刹那間即要努力。

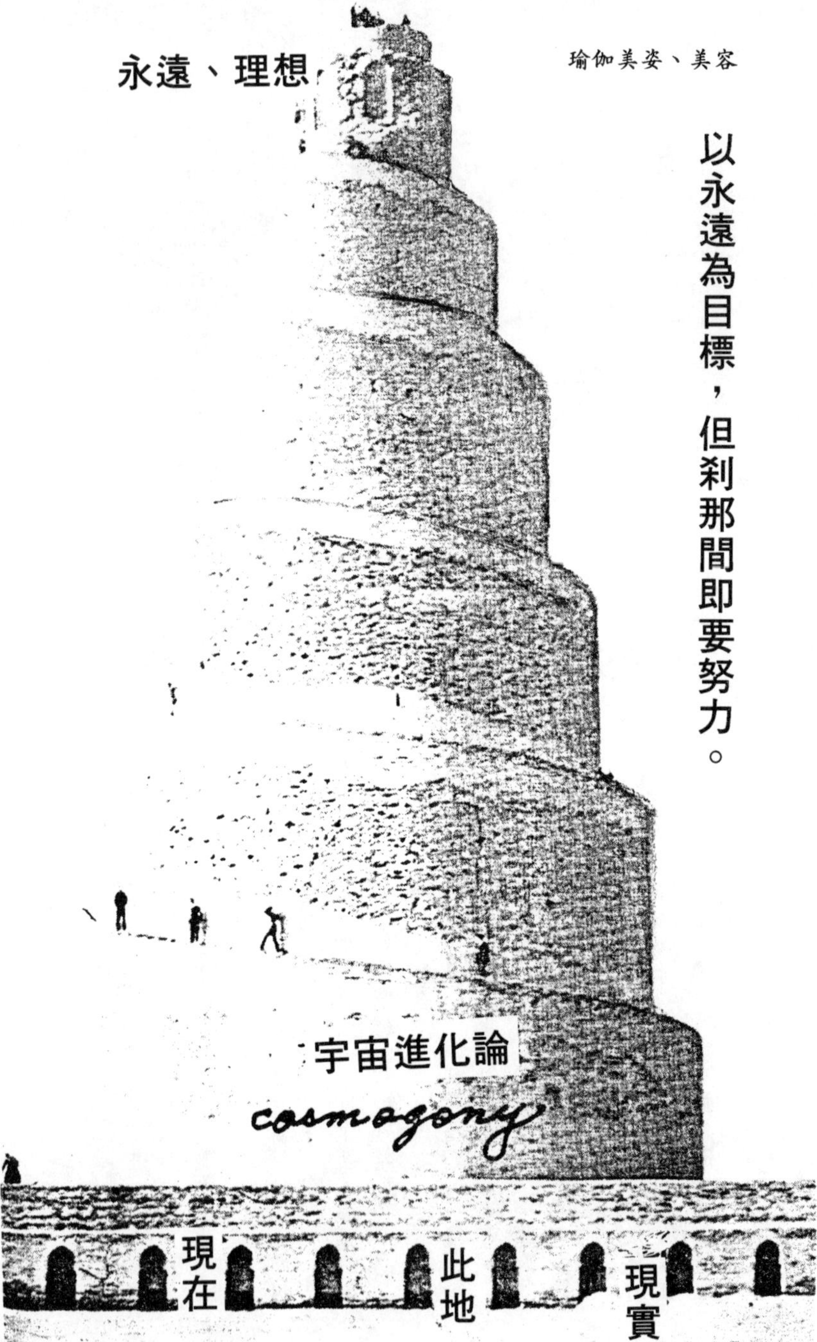

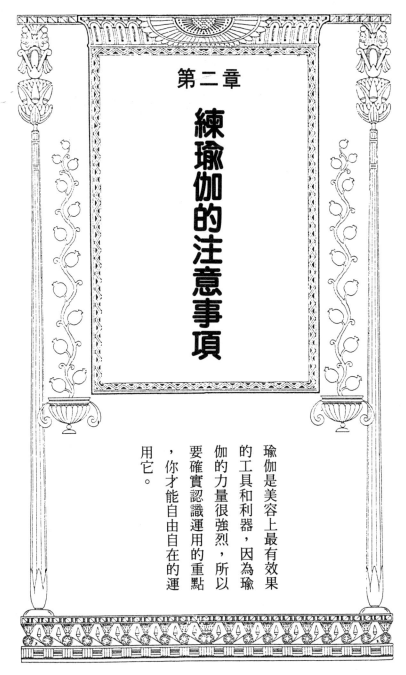

第二章

練瑜伽的注意事項

瑜伽是美容上最有效果的工具和利器，因為瑜伽的力量很強烈，所以要確實認識運用的重點，你才能自由自在的運用它。

回復自我──側耳傾聽身體的聲音

練習瑜伽時，必需把一切的阻礙都去掉，恢復到自我本身。

尤其是女性一結婚就會冠夫姓，在不知不覺中，就會跳入妻子、母親的形象之中，而被困住了。學習瑜伽，就可不被任何東西擒獲，有變回自己的時候。

首先，我們必須知道，身體是不會講話的，但會表現出「好痛！」「好難過！」「好痛苦！」或「好舒服！」「好清爽！」「好舒暢！」等等的語句。這些感覺就是肉體的聲音，能夠了解這種感情的，只有你自己，能聽清楚你肉體聲音的，也只有你自己。痛楚和快感，別人都無法體會。瑜伽是教我們身體美容的方法，能否立即生效，只有你的肉體才知道。

練習動作時，要一點一滴，慢慢的、平靜的、正確的呼吸、彎曲，再伸直。對沒有使用的部位，在收縮的地方，給它新的體驗，肉體一定會有反應。

從一些輕鬆的姿勢先開始，不需要像敢死隊的精神，你要做得很優雅，不要勉強！並事先悄悄地告訴妳的身體「我要開始了」。

要開始了——輕輕地告訴肉體

當電視出現跟劇情無關的廣告插播時，我們的腦子即刻會有「玩玩再來看！」的反應。可是我們的肉體，無法像頭腦轉得那麽快！汽車的引擎也不是一下子就能發動，必須有加熱的時間！

肉體也是一樣，躺著或坐著以後，馬上做一個費勁的姿勢，就會目眩、不舒服，所以要先做熱身運動。

瑜伽的姿勢是為改變身體的流動，因此，要溫柔的告訴肉體這件事情。但用語言是無法溝通的，你要用很輕鬆的姿勢，使全身放鬆，可以先做二、三次打呵欠的動作，再伸伸懶腰，把兩邊的腳脖子做八次來回轉動，放鬆肩膀的力量，將脖子向前後、左右轉動。

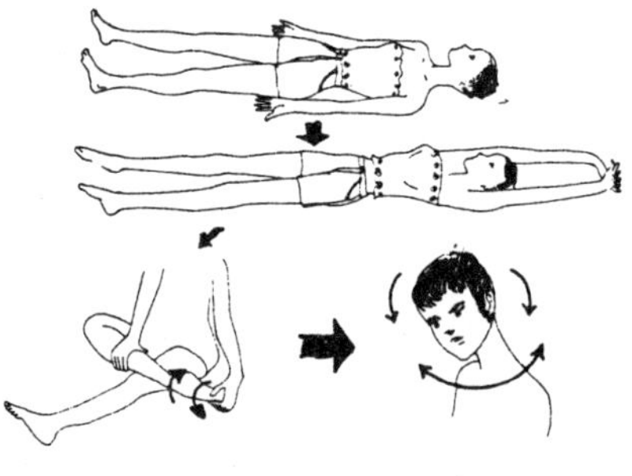

熱身運動

注意事項——飯後二小時、洗澡前後請停止

瑜伽的姿勢看似簡單，但對內臟也會有強烈的刺激。因此肚子飽時不要做，若是輕鬆的姿勢就另當別論。

空著肚子時，身體最柔軟，也是最適合的時候。

不必拘束於一定的規定，但飯後二小時左右不要做。但是對脖子的姿勢、眼睛的轉動、手的活動及內臟並沒有什麼關係，所以隨時都可以做。

瑜伽的姿勢能使血液暢通，洗澡也有這個作用。所以，沐浴前後不需做。因為加倍的效果會產生激流，那就不好了。

做瑜伽出汗的話，就用溫水輕輕地淋浴。

淋浴後三十分鐘就可做瑜伽。

沐浴後的身體柔軟，平常做不到的動作可以很輕易地做到。像盤兩條腿的蓮花坐，把兩腳打開一百八十度，在背後做合掌握手的姿勢或牛面的姿勢等，你都可輕而易舉的做到。

生理期和病後——與妳的身體或醫師商量

生理期可不可以做瑜伽呢？如果想做，做也不要緊，因為身體有此需要。但是，要輕輕的做，一般練習的人在生理期中就避免靜坐。

可是，有些人還是照做，因為個人的生理期是有差別的。

以前常常經痛的人，因練瑜伽術竟然好了。經痛的原因是骨盤歪斜或扭轉，因此只要把身體向後彎、去掉腰部的淤血，潤滑骨盤的開關，就能消除經痛。腹部的姿勢則不可以做，其他的姿勢只要不勉強，就可以做。但如覺得不舒服就停止不要做。

大病初癒、動過手術者，先和醫生商量後再做。

孕婦如果才剛要學，就不要做了。若一直都繼續練瑜伽，則視個人情形，有的人到生產前都還能做。但仍須先和醫生商量，尤其是三個月以內很容易流產，千萬要注意。生產後，只要許可，就可以做。

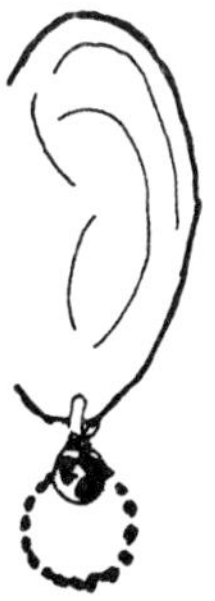

最適宜的時間——起床後和就寢前

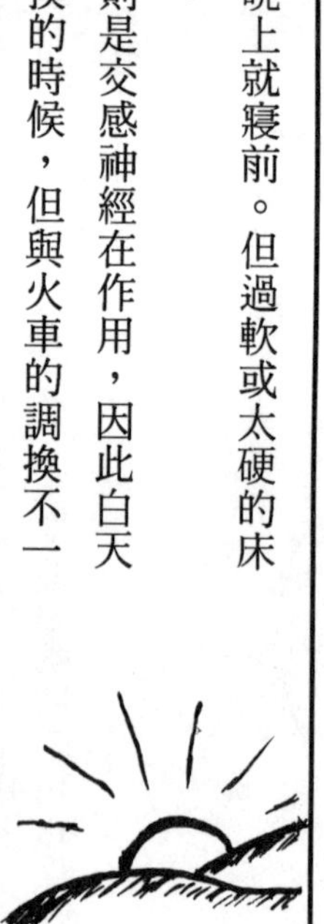

做瑜伽的最佳時間是早晨起床後和晚上就寢前。但過軟或太硬的床都不合適，以在塌塌米或地板上做最好。

晚上是由副交感神經在作用，白天則是交感神經在作用，因此白天比晚上活躍。早晨和晚上是兩個神經轉換的時候，但與火車的調換不一樣。因為身體無法如此乾脆地轉變，頭腦雖然是醒的，身體卻還是半睡眠狀態。或是肉體很累了，想睡覺，但頭腦仍是清醒的睡不著。因此你要看情形選擇時間來做瑜伽。

低血壓的人，早晨情緒較差，動作亦較慢，引發興趣是在過了中午以後，以黃昏時刻最好。但在早上做瑜伽，可以促進血液的循環。有益於加倍利用一天的時間，時間上的浪費就較少了，所以在早上做較適合。

高血壓的人，早晨醒得早，馬上就可開始活動，練瑜伽最好。因為早上充滿了生命力，但若早上沒有那麼多的時間，就在晚上做。如此心理也容易安定，並消除一天的疲勞。

盡量利用時間——可以利用斷斷續續的時間

當找不到最好的時間時，隨便找個適合的時間也可以。只要有心要做，就可以找到短暫的自由時間。

譬如中午休息時間，在中餐前只做站的姿勢，躺的、坐的姿勢，等回家後抽出看電視的時間來做。只要十分鐘就可以了。此時你要把電視、收音機關掉，因集中力就是練瑜伽的要素之一。

下午三點的飲茶時間，也可以當做瑜伽時間來用。有散步習慣的人，可在途中的草坪上，做可能的姿勢，並打赤腳充分地吸取草坪的生命力。

脖子和手的姿勢，及能使胸部豐滿的合掌姿勢，到處都可以做。像在排隊等候的時間，你就可以做做看。只要有時間觀念就會強而有力地把握零碎的時間。

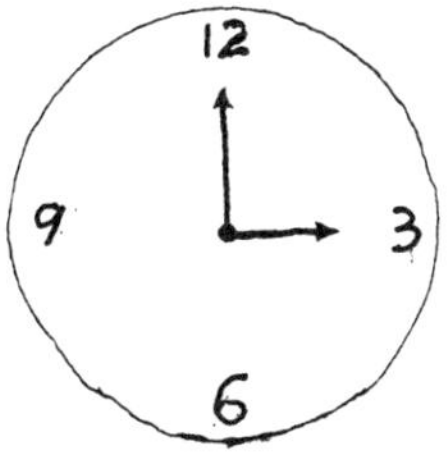

莫要求快——爲什麽有3的時候

瑜伽是從深處改變我們，是不能求速成的變化。因為它有不同的方向性。先持續三個月每天做，一天只練三分鐘。由內部開始改變的變化，可以從外表看出來。練習瑜伽是要過了三個月以後，才會看得出來。

俗語：「三天打漁，兩天曬網。」是說開始時興趣很高，到了第三天就感到厭煩。這是因為太要求完美、過於勉強的緣故。開始時不要太求完美，做到能夠做的地方就停止，要有一天只進步一厘米就可以的滿足。

勉強繼續做了三個星期後，你或許信心有些動搖、想放棄。雖然身體是覺得輕鬆舒展，可是看起來外表卻依然如故。你千萬不能就此停止，否則將會前功盡棄。其實你的內部已經變得很漂亮，不要只注意看得見的外表。

「有志者，事竟成。」再繼續做幾個月，就可以看出效果來。

變化——瑜伽的變化是很自然的

開始做瑜伽後的三十天，就會有人對著你說：「你變得好漂亮！」可是你卻只是：「嗯？」應付，並不太感覺得出來。

因為瑜伽已經改變你散發的氣質，閃閃發光的吸引人。可是這氣光是無意識的，本身無法感覺到的生命力。因此你會覺得奇怪，照照鏡子、量腰身、磅體重，都沒有什麼變啊！又會覺得很悲觀了。其實這個美並不是以數字來表現的，而是有人性的。

平安的度過三個月後，當大家又對你說：「你苗條多了！」你還是「沒那回事，我體重又沒有減輕！」可是事實上，你看起來就是苗條了。大概是肌肉移動，從不需要的部分，移到需要的部分的關係。胸部轉豐滿，腰和臀部也縮緊，身材變得好看了！數字也會有變化，再三個月後（半年後），就能夠達到較適當的尺寸了。如果是太瘦的人，就會有人對你說：「你變得好漂亮！」再下來的三個月，有人會對你說：「你變得豐滿，生氣蓬勃的，是不是在談戀愛了？」半年後，想胖的人會胖，想瘦的人會變瘦！

選擇適當場所——只有你的空間

瑜伽的靜止姿勢可以喚起生命力的根源，使環開花，和宇宙的知性力成為一體的方向性。所以，有生命力根源之環的腰、背骨、脖子、頭部，要在一個很堅牢的基礎上，使它活動，不牢靠的地板是很危險的。

就寢前、起床後是最好的瑜伽時間，但不宜在過軟的床褥上坐。

在塌塌米或地板上做最好。

把浴巾舖在地板上，能吸收汗水，所以感到很舒服。若在沒有舖東西的地板上做，碰到背脊骨會痛，所以可將一個塌塌米大的毛毯和地毯，做為練習用的舖墊。

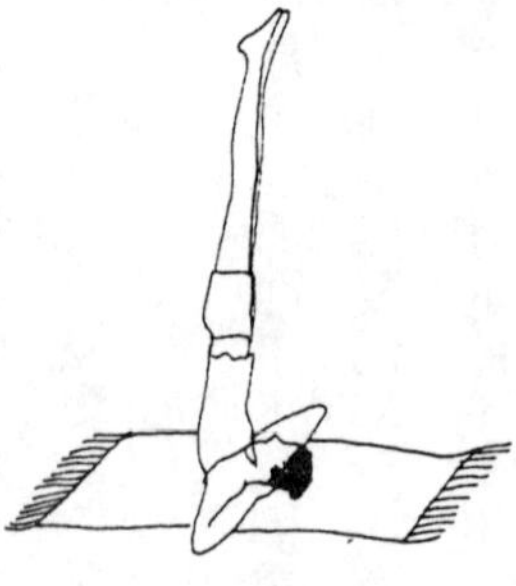

我們的身體坐起來只要半個塌塌米，躺下去只佔一個塌塌米的空間。雖然是個小小的空間，但卻是很重要的，它是屬於你的空間。不管多狹窄的房間，不要讓床舖和傢俱佔去整個空間。要確保屬於你的，能通到無限的空間。

換氣——穩當的吸氣、呼氣

呼吸對瑜伽很重要！

不但要吸進氧氣，活動時也要吸進體內循環，更要把邪氣、二氧化碳、毒氣等廢氣吐出來。因此在做瑜伽時，儘量選擇空氣良好的地方。

要開始做以前，為了能吸進充分的生命力，先使房間的空氣流通，放進新鮮的空氣。如果外面有種樹，也要汲取它們的生命力；如果外面有陽光，也要充分的攝取給地球上全生命活力的太陽生命力。吐出的廢物，不要讓它停滯在房間，要放出外面去。如換氣不好的話，就會覺得不舒服、目眩；吸收外氣，吐出不好的邪氣，自然會感到舒服。

做瑜伽術時，體內有如微風吹過般，很清爽、舒服，這是因生命力和新鮮空氣通過的關係。有時間不妨在草坪上、海邊、丘陵上和曠野中試一試。

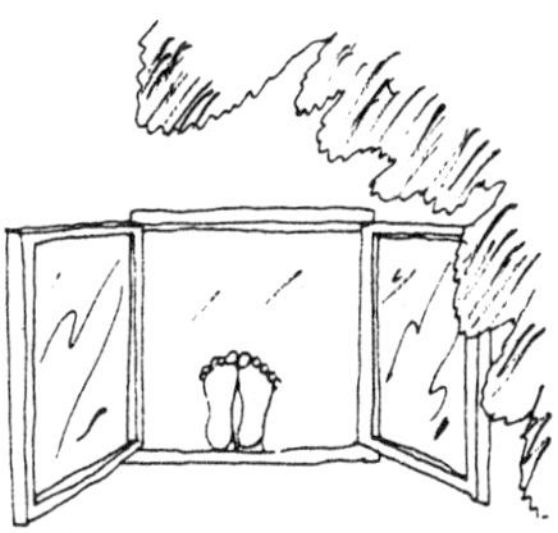

服裝——要穿什麼服裝？

做瑜伽時盡可能不要穿緊身內衣或繫著腰帶，因為這樣身體就不能自由自在的活動了。

一般緊身的牛仔褲也不能彎曲腿部，因此，剛開始可以穿運動衫，習慣以後就可以穿芭蕾舞衣或T恤、短褲。看起來美觀又能露出身體曲線美。

有句話說，腿越是被看，越會變細。雖然通常是自己冷靜的視線，身體還是會緊張，一有緊張感就會產生美。而且合身的服裝是引起我們興趣最有效的方法。選擇漂亮喜歡的衣服顏色，快快樂樂地來做！

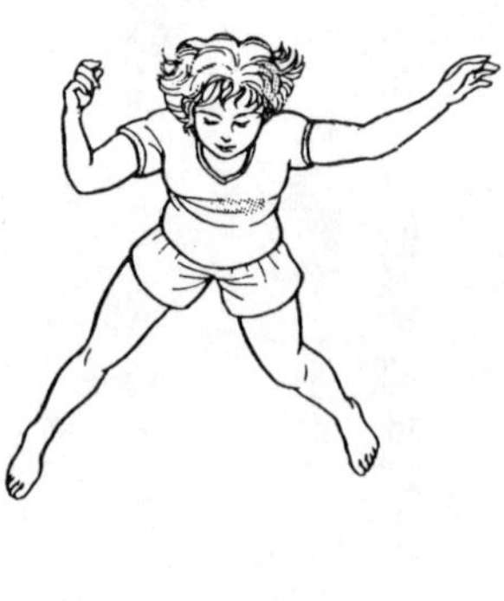

面對鏡子——注視現實，重複未來像

能夠面對看到你全身的鏡子來做，也是美姿的強力武器之一。只照到臉部的鏡子，只能知道身體的八分之一，所以效果也只是八分之一而已。

如果現在的身體，連自己看都討厭，那你更要來做瑜伽，注意自己身材的變化。

要得到勝利的戰鬥，就要由正確的現場分析開始。你要具體地看清現實，更要客觀的分析各部分需要的程度。如果你不太有時間，那就集中重點，一步一步的來突破。例如，這次的短期目標是從腿開始，你就只注意腿，下定決心、徹底的執行。

不僅如此，照鏡子時不只是現實的你希望變成那樣，連未來像你的都要浮現在腦海中。給潛意識方向性，但不是數字的，而是胸變得那樣、腿變成這樣，這些實在的心像浮現出來，並在鏡子上重複。

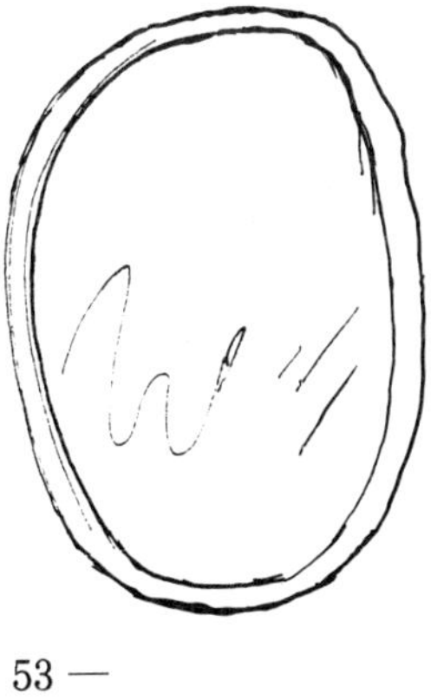

你的身體就會回答你的心像！

要有恆心——做不到的原因

「有美姿的願望，就應該每天繼續做瑜伽……」，這個「……」就是最困難的地方。

心裡雖然知道，可是為什麼拖拖拉拉的……。那是因為意志不堅的關係嗎？不，意志也是心，心裡知道，腦在命令著，可是身體和下意識不協助的話，願望就不能實現。

美姿是一種身體的活動，可是不知道為什麼？不服從頭腦命令的下意識老是在作怪。如果你不了解身體和下意識的性質，就常常會被「另一個自我」所背叛，而不能達成願望。身體和下意識是很討厭「該？不該？」這些猶豫不決的思想表達。

「做，才真正有希望！」要有這種態度才好。

「為了美姿與愛情才要做瑜伽。」妳要具備這樣的決心才可以。

肉體和下意識不像頭腦，能了解語言和數字。畫和心像就是它們的語言，並不是「美姿」這句話，而是身體上是怎麼樣的一個心像。不是三公分這個數字，而是形像，這樣的話，肉體和下意識會了解，也會協助頭腦一起做。

樂觀主義者——要有樂觀的決心

買了這本書，能夠從今天起就開始做瑜伽嗎？「今天太熱了（或太冷了）」，「天氣好一點再開始！」，「現在太忙了，有空的時候再開始！」妳有沒有像這樣子把興趣延後了呢？

想做的那天就是吉日，就是產生興趣、能夠做到的時候。

我們的心裏就是決心的倉庫，無數的決心就如散亂的玩具箱一樣堆得滿滿的。根據各個生活的經驗，這些決心就互相結合。例如，對你來說，玫瑰花是第一次約會的禮物，隨著這個回憶連接起來的，是一個快樂肯定的心像。可是對另一個人來說，玫瑰花正好開在離別之晨的路旁，所以對他而言，是一個悲哀的、否定的心像。

每個人心裡的心像對心的邂逅，在下意識裡會有不同的反應。不知不覺中，我們是被心像支配著。所以你想做的話，就與意識的、快樂的、肯定的心像連接起來。夏天做瑜伽會出汗，所以是自然的三溫暖。冬天則是天然的治療法，可以利用瑜伽術來治療老毛病。所以，你在做瑜伽時，要有一半的樂天派心境，及一半厭世家的想法。

準備──上完廁所、關掉電視、收音機

瑜伽是把不用的東西（贅肉、脂肪、廢物、毒氣、邪氣……等）統統都排泄出去，吸進乾淨的空氣使你越來越漂亮！

所以靜止以前要先上廁所！靜止中廢物也跟著汗都排泄出來，因此穿容易吸汗的服裝，是很重要的。毛巾也要放在身體旁邊。活潑的物質代謝、熱量交換，能創造出生氣勃勃的生命力和健康美。

最好不要穿襪子，容易滑倒，是很危險的。

腳底經常向著地球的中心，吸取地心引力，吸收充滿在宇宙中的精氣。

電視、收意機都要關掉。避免受到身體以外的節奏干擾，這時聽不到你和肉體的重要對話。另外，一邊做事，一邊練瑜伽，集中力的效果也不好，先把心志集中在靜止上。

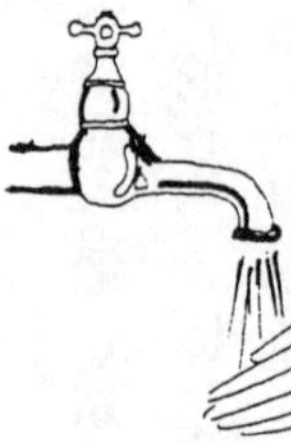

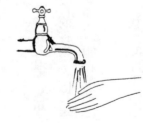

呼吸——先要學習吐氣

第一次做瑜伽的靜止時，先要學習吐氣。在靜止時若覺得痛苦，立刻張開嘴巴，「哈」的一聲，把氣吐出來。吐氣後就不會痛了。因為一吐氣肌肉會伸展開來，而我們遇到可怕的事發生時，身體會僵直，肌肉緊縮，向心性的採取防衛的姿勢，若恐懼達到極點，就會僵硬、昏迷。做瑜伽是很快樂的，並不可怕。做了以後會感到舒服，如果會痛，只要吐氣就好，不要繼續做下去，慢慢的、輕輕的回到原來輕鬆的姿勢。吸氣時肌肉會緊張是向心性的，全身被凝縮在一點，就會有集中力。可是開始時要先吐氣，吐氣後自然地會吸氣。吸氣時不要從嘴巴而是由鼻子。摒息後，在中心的一點就會產生力量。

百公尺賽跑的竅門，即是十秒鐘內需摒息、全力疾跑。從腹部吐氣，再吸進到腹裡，在你的心中要浮現這種心像來做呼吸。平時靜止中是由鼻子吐氣、吸氣。若發生緊急事故時，是從嘴巴吐氣的。

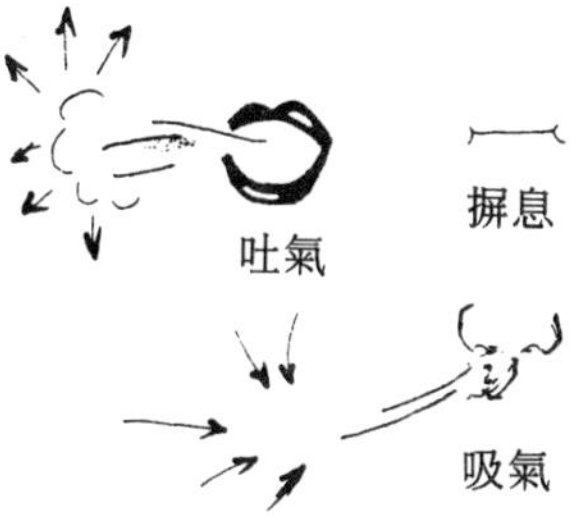

氣——使細胞新陳代謝

比花的生命更短暫的，就是我們體內細胞，體內細胞約有百分之二，在一天之內毫不留一點痕跡地死去。

可是整個身體，每天造成數千億個全新的細胞來。因為生出來的比死去的多得多，因此也不在乎細胞的死，並能繼續生存下去。

替換得最激烈的細胞就是皮膚（頭皮、污垢就是細胞死後的骸骨）、骨髓、腸管、男性的性腺等。其他細胞生死交換的速度很緩慢，但也都只有一年半的生命，除了腦細胞以外，全部都變成新的細胞了。三年後，舊的細胞都會死掉，再產生新的細胞。

現在要開始做瑜伽的你，和三年後的你，連細胞都完全不一樣了。也就是說連骨骼、內臟、肌肉都不一樣了。雖然腹部上的皺紋一個星期後就會消失，但只縮緊肌肉的話，那僅是暫時性的，必須從內部的細胞來改變。氣就是變成體液流入我們的細胞內。

因此靜坐時，呼吸要正確，把氣在心像中畫得很清楚。

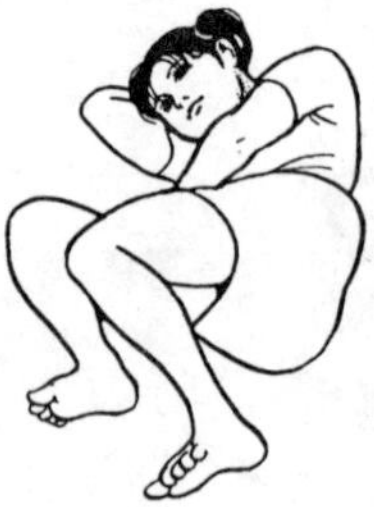

靜坐——姿勢的配合

如果你是「為了減少腰圍三公分而買此書，不要多說廢話，趕快教我方法吧！」那就太可惜了。因為你只把瑜伽用在這件事而已。

你若沒有耐心地每天做縮小腰圍的靜止，先縮小三公分來穩定身體，再慢慢地出發由頭頂到腳尖的肉體旅行的話，你將失去認識你本身的、無限可能性的旅行。

下一章是以效果來分（例如使腿變細），可以選擇你喜歡的來做，穩定以後，再螺旋式的從頭開始。然後由第三部分（眼睛），慢慢地開始看書，一天試做一個或二個靜坐。如果有不會做的姿勢，就每天繼續做，學會以後再進行下一個姿勢。做姿勢時如果能重複以前的姿勢，那就更好了。而這個靜止並不是做給別人看，所以會做的姿勢，不做也可以。

為了能夠發現新的自己，所以我們才要做瑜伽術。

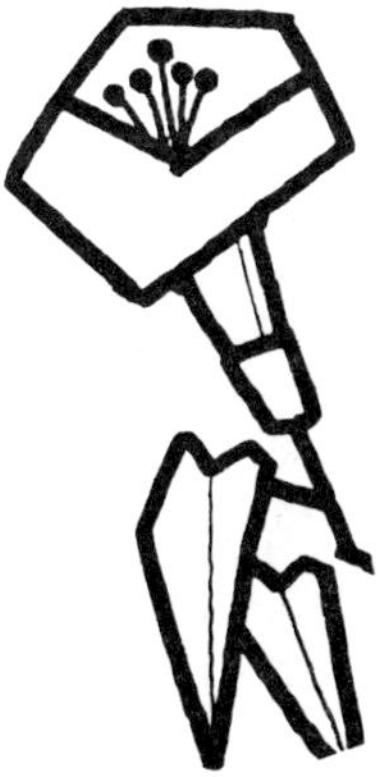

姿勢的配合——要注重身體的流動

如果你認為胸、腰、臀部較重要，不和你的身體商量馬上配合姿勢來做，你會感到不舒服。而像了一樁義務似的或猶豫於「該做？不該做？」的氣氛中，也不會有愉快的情緒，支持你繼續做下去。

我們的身體裡有血液、淋巴液、氣道等的流動，有如花邊的網蓋在皮膚下或臟器上，包括著全身。紅色的花邊（血管）、透明的花邊（淋巴管）、看不到的花邊（氣道）重疊成一個蔓藤式的花紋。流動速度是很緩慢的，因此不要做得太快，要輕輕的，幽雅的做。

流動是以一定的方向流著，如果你把身體向前彎來改變流動的話，下一步就要做後彎的姿勢，讓身體的流動恢復到原來的流動，就能感到舒暢、調和。

譬如說，你做仰臥的魚的姿勢來挺胸，接著你就要用釣鈎的姿勢做細腰的動作。又如做趴著、舉腳的姿勢，彎作U字形才是正確的，接著就要以相反的∩字形彎曲。躺著的姿勢就當成一種歸納的流動。做完上面以後再做下面的動作，問問你的身體，它會教你！

休息——休息能提高效果

三弦琴的弦平常總要鬆掉，等要彈奏時再調節音調，弓弦是同樣的要拆下，用它時再裝上。我們的身體也是一樣的道理，若一直處在緊張狀態，就會痲木，因此緊張之後就要儘量放鬆自己，自然會富有變化。如果你要有效果的使用身體，就要控制焦慮的心情，解除緊張的情緒。否則「欲速則不達」！你若以敢死隊的精神來做，就會產生玉碎的情形。必須以曲線式的、螺旋式的來進行。肌肉伸展就是休息，放鬆力量解除緊張，肌肉就會伸展。

彎腰姿勢以後的鬆懈，是和其相反的仰臥姿勢，這是積極的休息法。所以用兔子的姿勢蜷曲的話，就要以駱駝的姿勢來調和。相反方向的姿勢就是休息，所以你一邊問問自己的身體，配合著姿勢，就能繼續做一個鐘頭（參考此書）。只要能夠順著流動，自然會覺得舒服。把它分成五分鐘、十分鐘、十五分鐘、三十分鐘、六十分鐘的姿勢配合著做。

若不能把握配合的方法時，靜止後，以放鬆的姿勢來休息。

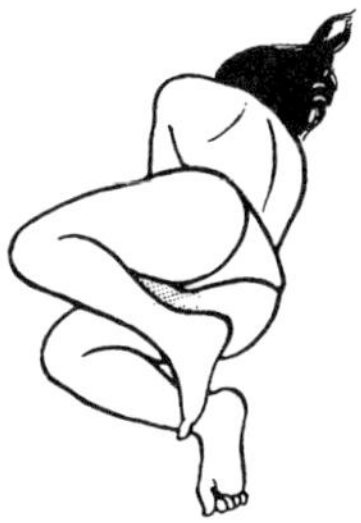

反應——要跳躍時先蹲下來

練瑜伽不久後會有一個反應「會出現暫時性的不良症狀」如面皰、下痢、輕度發燒、肌肉疼痛、以前受傷的地方又開始痛了……等。

不必擔心，這是誰都會有的反應。在過去的階段中，為了保持調和的身體，為了昇華到下一個步驟，都會有暫時性的不調和現象。和爬螺旋式的樓梯一樣，每爬完一層再開始時，就得再回到原來的方向。你要跳躍得越高，相反的也要盡量地把身體彎得越低，才能利用彈性跳起。蛇要攻擊以前也會先盤成一團。因此，要比原來的更好，就要再往回走！

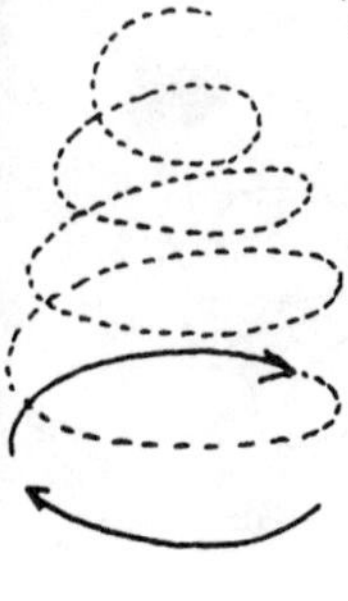

如爬螺旋式樓梯，每爬一層，再開始時，就得回到原來的方向。

瑜伽是把廢物、不好的東西、毒氣大清掃出去，並且變得很乾淨的道具。因此，這些污物會變成面皰、發燒的症狀。而這個症狀就是為了能更好，由身體活潑反應的結果。如果你用藥物來消除症狀，是奪走身體自然恢復的能力，因此不要理它。

不要因擔心這些症狀而半途停止瑜伽，也不要勉強的繼續做，和你的身體商量看看。只要一個月以後就會好，也會顯出效果的。

你——要做的是你

瑜伽是對應大宇宙的小宇宙，是要成為宇宙中的人的道具。而你是有無限力量的人！瑜伽不會造成奴隸的。瑜伽是和自由、自尊、獨立的個人合作。

所以，你說「用瑜伽也沒有變美啊！」那是因為你是被動的，要瑜伽來支配你。你要知道，你是主角，是阿拉丁，能夠自如的運用具有魔力的神燈——瑜伽的人，就是你！你主動的運用瑜伽，就可以變得漂亮。

瑜伽可以化為造出偉大的自己的大宇宙道路，要走上去的是你的兩條腿，並不是被動的讓人家帶著走的，這是你的自由啊！要做瑜伽的是你，現在道具就在這裡。是否能夠活用，就靠你自己了。

並不是縮小三公分後，瑜伽就結束了。要做到能控制氣的流動、震動的流動；不只看到有形的世界，也要能看到無形的世界，使一切的生活都變得很美。

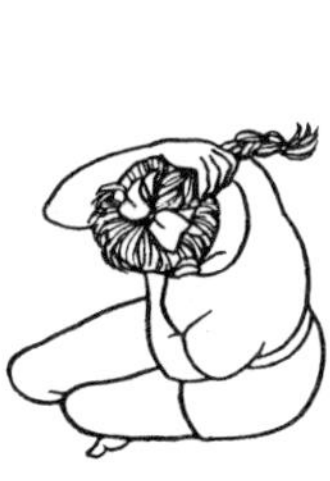

備忘錄——運用瑜伽

誰？

①聽肉體的聲音，溫柔的傳給肉體。

②不要忘了熱身運動，不使用彈性做瑜伽。

何時？

③飯後兩個小時，沐浴前後不做瑜伽。

④找出你的瑜伽時間。

⑤抽出時間，想做的時候就是能夠做到的時候。

⑥逢3的時候要注意。

何地？

⑦屬於你的空間，要空氣流通，並在平坦的地板上做。

為什麼？

⑧緊身衣服不要穿，注意你的服裝，快樂地開始吧！

⑨仔細的照鏡子，重複願望中的未來像W，心像最重要！

如何？

⑩上完廁所，關掉電視、收音機，有效地進行。

⑪覺得痛時從口吐氣，平時用鼻子正確地呼吸。

⑫每天一種、二種都可以，持續做靜止的姿勢。

⑬做不到的姿勢，對你而言就是需要的姿勢。

⑭靜止姿勢的配合，要和身體的流動商量才可決定。

⑮放鬆休息是提高效率的秘訣。

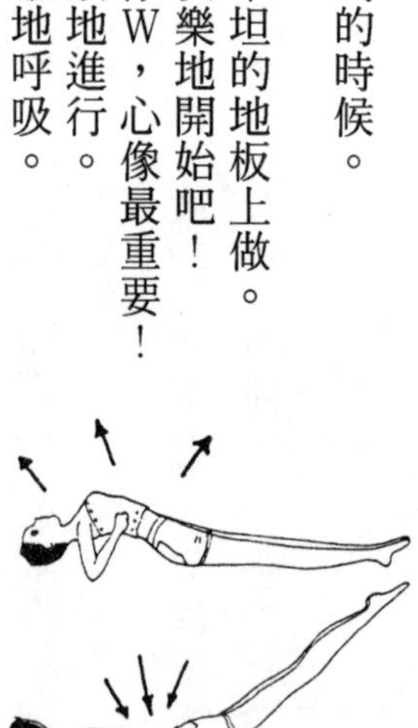

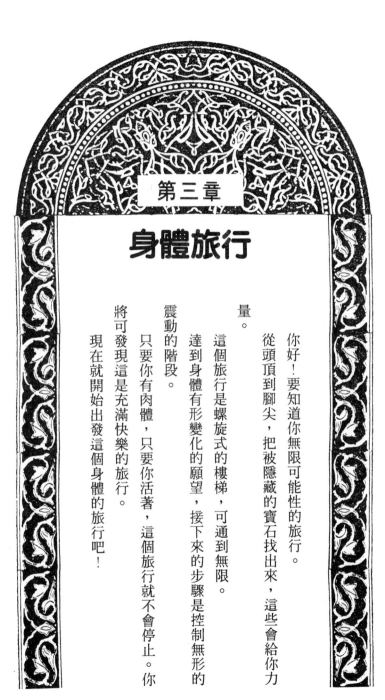

第三章

身體旅行

你好！要知道你無限可能性的旅行。

從頭頂到腳尖，把被隱藏的寶石找出來，這些會給你力量。

這個旅行是螺旋式的樓梯，可通到無限。

達到身體有形變化的願望，接下來的步驟是控制無形的震動的階段。

只要你有肉體，只要你活著，這個旅行就不會停止。你將可發現這是充滿快樂的旅行。

現在就開始出發這個身體的旅行吧！

身體旅行的地圖

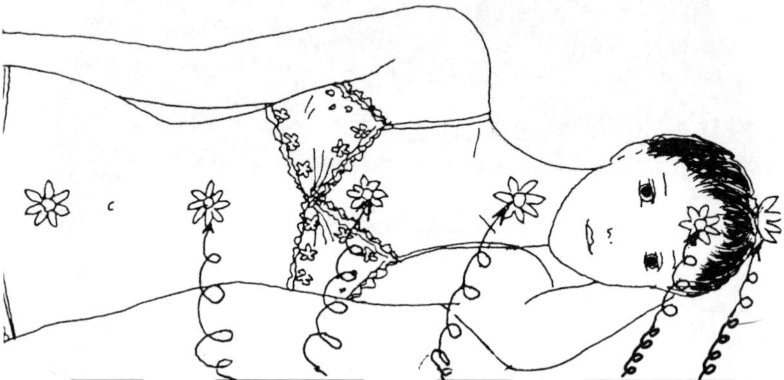

部位	編號	頁	脈輪	效果	姿勢
頭部	16	P74～	P164 沙哈斯拉拉環	頭腦清晰 知性美	㊴成弧形的姿勢 ㊵抬頭的姿勢 和震動
眉間	1	P74～	P72 阿吉那環	完全的放鬆	①休息的姿勢
眼睛	2	P76～		眼睛會有神采	②眼球轉動
脖子	3	P80～	P78 堪撒環	脖子會很好看 脖子細長	③脖子的姿勢 ④畢達哥拉斯的姿勢
喉嚨	4	P84～		喉嚨會很舒服 喉嚨會變美	⑤兔子的姿勢 ⑥駱駝的姿勢
胸部	5	P90～	P88 阿那哈塔環	胸部型狀美好 胸部豐滿 胸部挺秀	⑦椰子核的姿勢 ⑧合掌的姿勢 ⑨魚的姿勢
腹部	6	P98～	P96 瑪泥不拉環	腹部縮緊 下腹部縮緊	⑩消除腹部皺紋的姿勢 ⑪船的姿勢
中腰	7	P102～		腰變細 腰會細五公分 側腹會縮緊	⑫扭轉的姿勢A ⑬扭轉的姿勢B ⑭釣鉤的姿勢
腰部	8	P110～	P108 斯瓦吉斯塔那環	腰線好看 腰會柔軟 腰縮緊	⑮弓的姿勢 ⑯⑰開腳的姿勢A B ⑱伸腿的姿勢

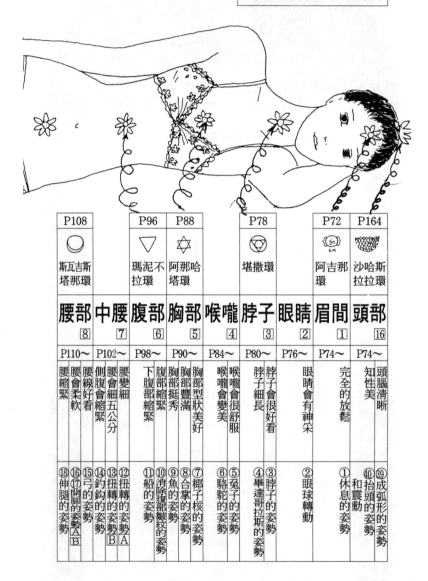

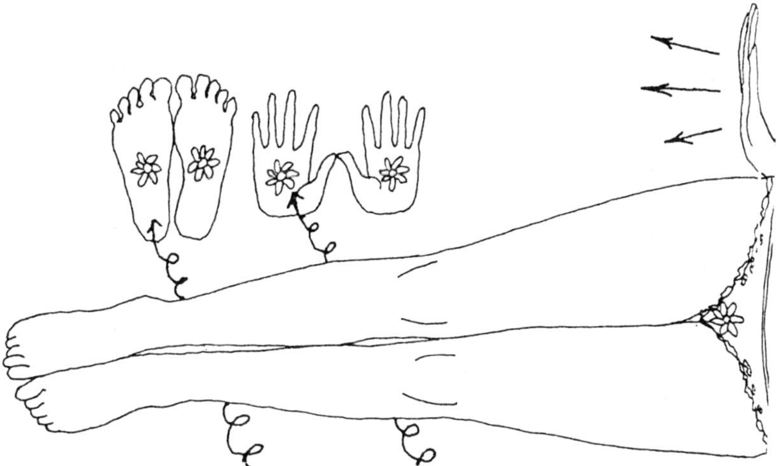

部位	環	頁數	效果	姿勢
臀部 [9]	P118 模那拉拉環	P120～	臀部美姿的姿勢 臀部會翹起 臀部會縮緊	⑲螳螂姿勢 ⑳貓伸懶腰的姿勢 ㉑睡覺的士兵姿勢
背脊 [10]	P126 根源的生命力	P128～	使背脊線條美麗 能治好駝背	㉒伸直背脊的姿勢 ㉓拱門的姿勢
身高 [11]		P132～	能增加身高	㉔半月形姿勢
手 [12]	P134 手的環	P136～	手指會變美麗 手臂會美麗	㉕手印 ㉖傾斜的蓮花姿勢 ㉗丘陵的姿勢
肩部 [13]		P140～	肩線會美麗 變成很可愛的肩膀	㉘牛面的姿勢 ㉙公雞的姿勢
腳 [14]	P144 腳的環	P146～	使腿的曲線美 使腿變得修長 大腿會變細 膝蓋會美麗 小腿會緊縮 使腳脖子變細	㉚山的姿勢 ㉛樹木的姿勢 ㉜豎立的蓮花姿勢 ㉝直角的姿勢 ㉞白鷺鷥的姿勢 ㉟三角形的姿勢 ㊱鳩的姿勢
全身 [15]	P158 天體環	P160～	身材會變好 身材會勻稱	㊲白天鵝的姿勢 ㊳T字的姿勢

路線

環
（上→下→上）

1 眉間　阿吉那環
2 喉嚨　堪撒環
3 胸部　阿那哈搭環
4 腹部　瑪泥不拉環
5 腰部　斯瓦吉斯塔那環
6 臀部　模那拉拉環
7 背脊　根源生命力的通路
8 手的環
9 腳的環
10 全身　天體
11 頭　沙哈斯拉拉環

各部位定型
（上→下→手→腳→全身→上）

1	2	3	4	5	6	7	8
眉間	眼	脖子	喉嚨	胸部	腹部	細腰	腰部

9	10	11	12	13	14	15	16
臀部	背脊	身高	手	肩	腳	全身	頭

以「變美的欲望」為出發點，來打開瑜伽的門扉，開始我們的旅行！

這個旅行比空間移動的旅行，更能遇到新鮮的事物。「嘿嘿！我原來是這個樣子的呀！」的體驗，可以給予我們本身一種新的心像。本來在腦中、在心中認為的你，會因遇到另一個完全不同的你，而感到驚訝！了解各環的意義，並將心像和呼吸集中在各部位的靜止上，你就能夠螺旋式的再回到幼小時期，有一切都是新發生的事物的感覺。

幼小的時期，只要能扳動小指頭，就覺得是一種很快樂的遊戲。稍長，則要多下一點功夫，如不再用湯匙吃飯，能拿好筷子啦！長大成人後，只有受過傷、生過病後痊癒的人，才能體驗到用自己雙腳走路的喜悅。

好比你的個性美是世界上唯一的寶石，是要有很調和的健康為基礎的。

身體內部有毒素或病源的病態美，看起來就令人不舒服。這種宇宙生命體是不自然的。

過去的二千年，每到世紀末，就流行病態美。可是二十世紀末已經不同啦，雙魚座的時代已經結束，從現在開始是水瓶座的時代，是由充滿宇宙間的新的調和價值觀在支配著時代。

①由「地圖」和「路線」中得知，是先將小宇宙由上到下，從環➡反覆各部位的定型姿勢的旅行。你希望那一部份變美，就在那部位集中意識，同時變成集中在環上，那就會產生效果。讓我們把這個熱烈的願望持續下去！

②不要急著跳做某些動作。差不多四十天你就能發現身體上從未有過的異常現象。因此為了使小宇宙得到全體性的調和，我們要每天練習一個動作。以動作回復到自然，是我們練習瑜伽的基礎。

③如果有不會做的動作，那就是你真正需要的動作。你可以在做下一個動作時，再拿出來一起做，一直到會了為止（或者不會做時，停在那裡，多練習幾次也可以）。

④要連續做幾個動作時，就要與你的身體商量了。你必需抓住身體的流動，千萬不要太勉強。

⑤不能抓住身體的流動，或在動作的開始、結束時，首先要體驗的是休息的放鬆姿勢，這是為了得到最大的效果而做，所以你必需要學會。

⑥靜止之王——倒立的姿勢，是一般靜止的動作都會了以後，也就是過了三個月以後，再做倒立的動作。

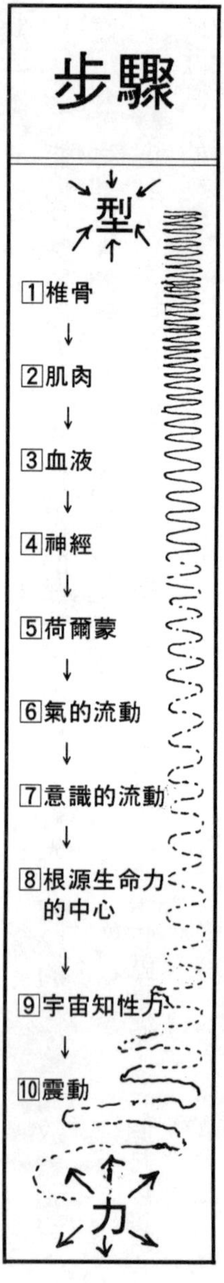

在教室中，練習三年瑜伽的人和剛要練習瑜伽的人，都一起做同樣的動作、呼吸法、冥想，並沒有差別。雖然表面上看似一樣，事實上還是有內部程度的不同。瑜伽很注重個人的自主性，每一個人在眼睛看不見的世界中才是最重要的。

雖然所有的人都做同樣的一個靜止、同樣姿勢，可是每一個人的心理動態是不同的，這是由於心像的緣故。因為根據瑜伽的螺旋式樓梯上升，會有階層上的不同。

每一個人生活的姿勢習慣都不同，因此練習瑜伽的速度，要根據自己的步調，不要與人比較。只要持續做身體旅行，你就會接二連三的遇到新鮮的事物，心像也會越來越擴大。

①本來正常的身體，因為每天一點小習慣，而扭歪得很厲害。

身體有點扭轉、歪斜，就無法做出地圖上所有的姿勢。因此就練習不會的靜止動作，會做的時候，就是得到正常的健康美了。

②以健康為基礎的定型動作，要在各部位的肌肉上集中意識，在心中想像這部位變美的心像。做這種靜止後，你將被奉承：「你好漂亮！」

肉體每天都在發生變化，變美以後，要想保持這種美就得練習瑜伽。

●如果你到了第二步驟後就不做，或心中沒有一個目標，那就如同手中有好東西卻不會加以利用。

③練習靠心像和想像力來控制血液的流動。慢慢的，你就能控制因激動上升到頭部的血液，以靜止和心像將它降下、平靜。

④將意識集中，再把心像、靜止加於腦脊髓神經、太陽神經叢等上面，你就可自由自在的支配它了。

⑤胸和腰這些模糊的心像焦點，繼續做靜止後會慢慢縮小。你只要把意識集中在那裡，那裡的荷爾蒙就會很活潑。

⑥只要你還活著，細胞就會反覆的死亡和誕生，這是生命力的泉源。而如果你滿足於現狀，停頓在此，就不能跟上身體的變化。把氣流動於全身的心像和瑜伽的靜止，當做一生的習慣，你就能得到永遠的青春！

⑦⑧⑨⑩就是下面要說的冥想，是精神旅行的步驟。只要有身體，靜止的習慣是不會改變的，而在這裡遇到的世界是超乎想像的。

阿吉那環

眉間

■額頭內
■看心像的地方
■閉上眼睛
■前額
■腦下垂體
■OM
■第三隻眼睛
■思想、意識、哲學
■腰、腳、腎臟是弱點

◑對極
斯瓦吉斯塔那環

眉間的阿吉那環是在額頭的內部，就是你看心像的螢光幕（進行這一步驟時，要把焦點集中在一處，當它成為一個點時，原來的環就會甦醒，其他的環也都要經過這種過程。剛開始時，只要能大略感覺到即可。）

抓住阿吉那環的重點，你就能自由自在的操縱這個心像。法國詩人藍保就能自由自在的看到心像。

在瑜伽的靜止中，心像是個重點。心像就像是在一大張白紙上做未來的設計圖，也是實現你願望的核心，必需靠想像力來控制震動。

要使這個環起作用，你必需閉上眼睛。

眼睛一秒中可以接收到三十億的刺激並送到腦中。我們雖然沒有意識到，但腦卻不斷地在反應這些刺激。

只要放下眼皮，做做這個動作，全世界就會消失，而心像的世界卻打開了。閉上眼睛，分裂的、擴散的腦心、意識就會向心似的凝縮到內部，可如心所願的隨時隨地在心中形成一個影像。你可以抽出時間來做阿吉那環的集中練習，例如，在等待時、廣告時間及公車上，都可以練習。

七個環，包括阿吉那環都是步驟性的作用。

腦前面的額頭部分是心理作用的地方，在此有時間流動的概念，因此你要想像活下去的情形。貓的額頭很窄，所以「貓是沒有未來的」。

環是內分泌腺的荷爾蒙中心。阿吉那環就是控制、支配腦下垂體（粘液腺）的成長荷爾蒙和性荷爾蒙。

阿吉那環和OM的聖音震動也會發生共鳴現象，即使只在心中唸OM也一樣會有效果。

阿吉那環和沙哈斯拉拉環全開了以後，結合時，第三隻眼睛就會睜開。

阿吉那環活潑作用的類型是心像、思想、意識的擴大、哲學……等會比較優秀。

優點有時也會變成缺點。因為只有觀念，行動力就會比較差。因此為了全體性的調和，我們還得練習對極的斯瓦吉斯塔環。

完全的鬆弛

休息的姿勢 1

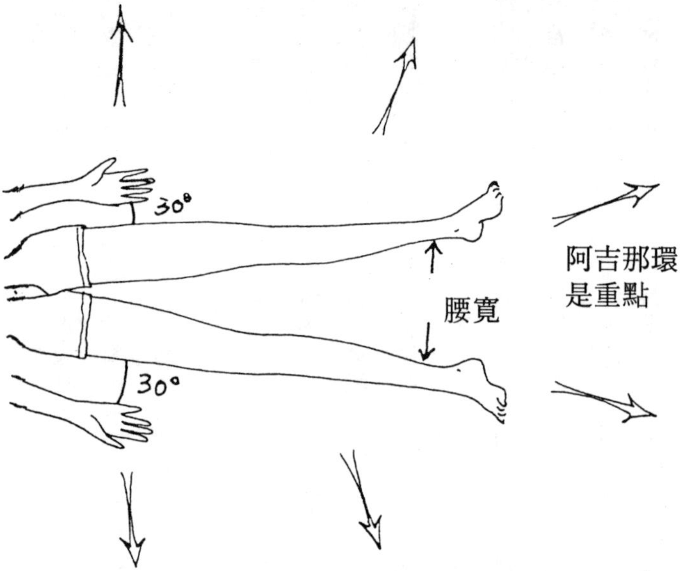

握著手就不會抓到其他東西。當要重新做動作時，將握著的手張開，伸直肌肉是很重要的。

要做瑜伽靜止的姿勢時，也是先鬆弛身體，把全身的肌肉伸開，就能得到最大的效果。

■重點

在眉間有第三隻眼睛，可以看到各部位。

■做法A

仰臥的躺下，腳以腰寬自然的張開，手從腰部處離開三十度。手心向上，嘴巴張開，眼睛閉上，身體除了地板外，什麼都不要接觸。

把意識集中在身體各部位，就會很明顯的浮現出心像（用第三隻眼睛來看）。把那裡的肌肉用力縮收，在三十秒內把力量放掉。

眉間 1

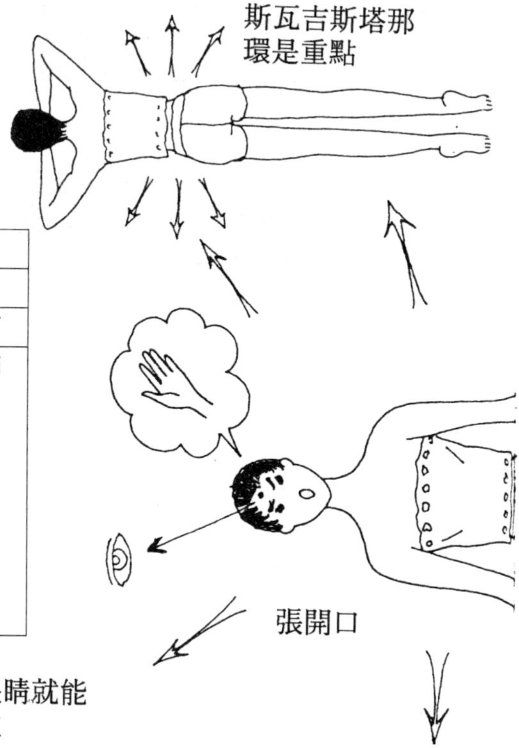

旅行的路線	
裏	表
中→上→下	上→下
臀部	▼眉間
背脊	鼻
脖子	口
後頭部	胸
肩	腹
手臂	膝蓋
手指	腳脖子
膝蓋內	腳趾
後腳跟	
▲眉間	

■忠告

放鬆力量時，要先用力，再把它放掉。

■鬆弛的次序

從身體的表面由上到下，由眉間↓腳趾放鬆力量。其次是把身體的背面由臀部向上，背脊↓脖子↓後頭部，再由肩↓手臂↓手指↓膝蓋↓後腳跟，再回到眉間，然後放鬆。

◎注意　自我催眠、內觀法是不動肌肉，只靠心像來鬆弛的。

■做法B

伏趴著，將兩手交叉在臉部，把手放在臉頰上休息，這樣對腰、腎臟及斯瓦吉斯塔那環都有效。

■效果

做十五分鐘就足抵二小時的睡眠。

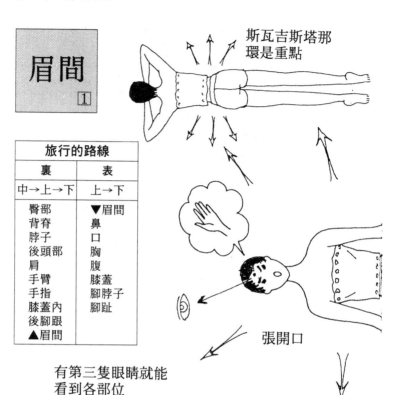

眼中的神采

休息的姿勢 2

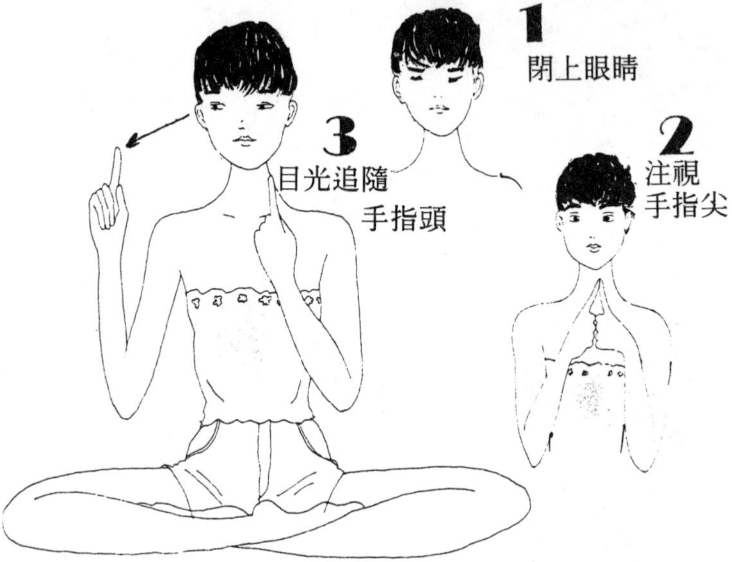

洋娃娃雖然漂亮，但眼中卻沒有神采。一對充滿生氣、閃閃發亮的眼睛，就像磁鐵般的有吸引力。

■**做法**

1 閉上眼睛，放鬆肩膀的力量使心平靜。做十秒鐘。姿勢不拘，坐在椅子上做亦可。

2 把雙手食指立起來，凝視十秒鐘。

3 右手慢慢的移動到旁邊，眼光追隨指尖而動，在看不到的極限之處停下，注視手指十秒，再慢慢的把兩眼移回正面。左手手指同樣做法。

4 將左右手移出，用兩眼交互看十次。

5 把手放下，頭不動，將眼睛盡量的往上看十秒鐘，再往

眼睛 2

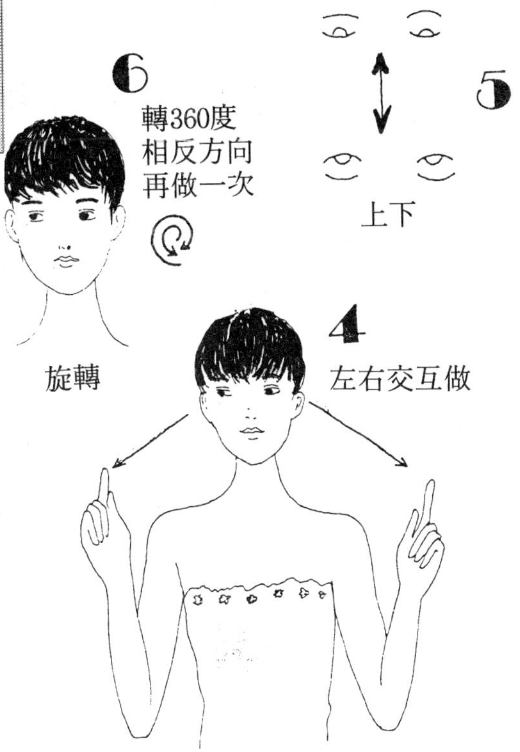

下看十秒鐘。然後上下交互看十次。

6　以右下、左上畫圓移動眼睛，右轉三次，再左轉三次。

7　閉上眼睛鬆弛自己。

■重點

移動眼睛時，臉部不動。注意時，眼睛不可眨動。凝視時，停止吸氣，如此就會有效果。

■效果

眼中會充滿神采，也可消除眼睛的疲勞，養成集中力，轉變心情。

堪撤環

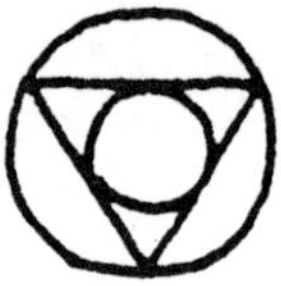

脖子・喉嚨

- ■頸椎骨、喉嚨
- ■脖子
- ■二個世界的門
- ■愛與憎恨
- ■向心性和遠心性
- ■獨特性和普遍性
- ■知性和藝術的才能
- ■消化器官是弱點
- ■返老還童、減肥

◑對極

瑪泥不拉環

堪撤環是在脖子中間的喉嚨處。

突然變窄的頸脖子，是身體上的隘路。亞、歐間海上的交通要道，是靠狹窄的蘇伊士運河，因此蘇伊士運河是東西交通的孔道。頸部的作用就是連接起兩個不同的世界。

堪撤環也可以當做二個世界聯絡的窄門。

離心性、擴大的、宇宙的、普遍的、超意識的方向性，是上位的環世界所具有的特性。向心性、凝縮的、個人的、獨特性、意識、無意識的方向性，是中下位的環世界所具有的特性。我們將七個環大略的分成這二大部位，而這個聯絡用的隘路，就是堪撤環。

美的東西任何人都喜愛。但是，愛心、珍惜的心一旦被中下位的環抓住，就會變成向心性。若是對你所愛的人或事物有向心性的獨佔欲，就會產生憎惡和憤怒。

如果能將愛心、珍惜的心往上昇華、培養的話，就會開花，並產生樂趣。正如經過堪撒的隘路，往上成長的上位的環，方向能變成離心性。

堪撒環發生作用的話，就較理智，也能培養藝術的才能。

感情往往會有高昇和低落的劇烈起伏，這是未能控制堪撒環的對極腹環（別稱感情的環）的緣故。這種人的胃、肝、胰臟是弱點。為了要使消化器官健康，你可以用堪撒環的理智來控制感情。

堪撒環也支配著甲狀腺的荷爾蒙，別名返老還童的荷爾蒙，與脂肪的消耗有關。只要刺激喉嚨和脖子就能減肥。

甲狀腺的荷爾蒙分泌較多，就能生出天才。但過多也會得甲狀腺腫大的病。減肥的藥物中，多含有家畜甲狀腺的曬乾物，隨便亂服是很危險的，所以請好好珍惜你的脖子和喉嚨。

使脖子美觀

脖子的動作 3

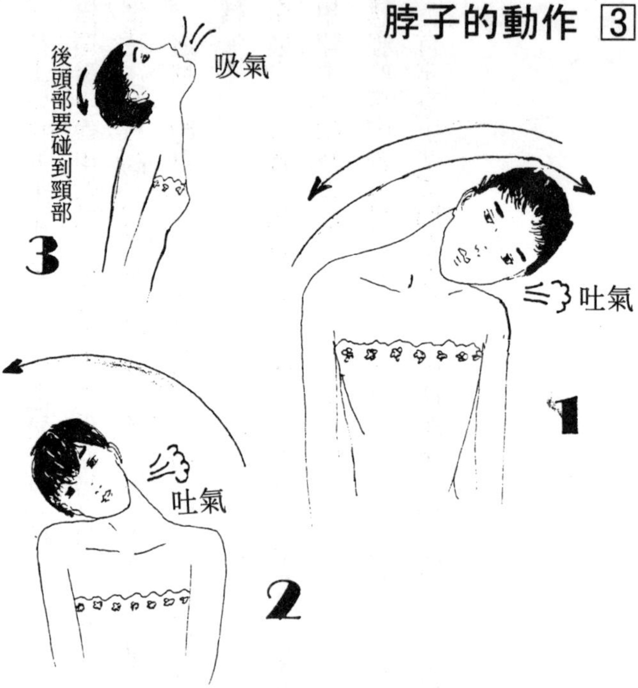

從背後來看，脖子的魅力是很妖艷的、吸引人的，因此千萬不要忽視它！

■做法

1　正坐、蓮花坐、半坐、安坐、或坐在椅子上也可以，把肩膀和脖子的力量放鬆，將脊椎骨伸直，閉上眼睛，把意識集中在脖子上。

使七根頸椎骨（脖子的骨骼）伸直，並一邊吐氣，以七秒的時間把脖子向左彎、吸氣、再吐氣。使脖子碰到肩膀後，慢慢的伸直、靜上十秒，且自然的呼吸。

2　輕輕的吸氣，恢復到正面。然後一邊吐氣，再做右邊的動作。

◎注意　不要把肩膀提高。

3　正常的吸氣，把喉嚨向上仰七秒鐘，看天花板。後頸部

脖子 3

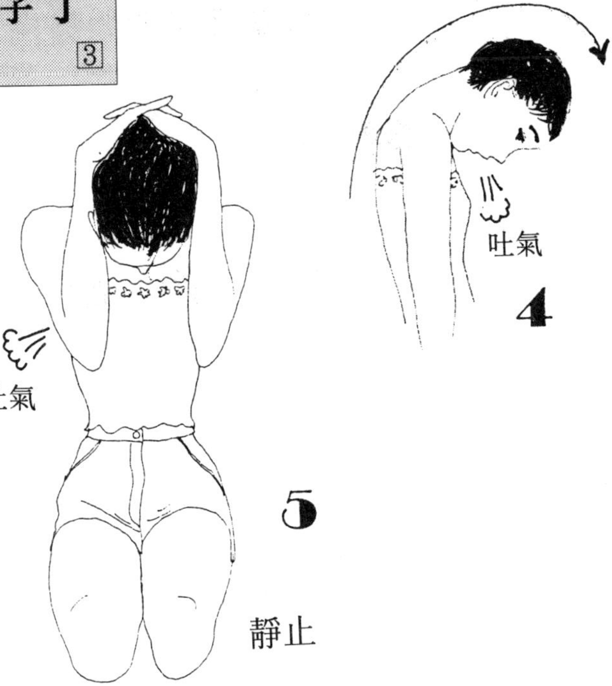

要碰到頸骨，吐氣並後彎、靜止十秒鐘。

4　吸氣，回到正面。再一邊吐氣，一邊以七秒的時間向前彎，在胸部處靜止。

5　兩手手指交叉，放在頸後，吐氣，壓著脖子靜止。

◉**注意**　連脊椎骨也要拉上來。

6　吸氣回到原狀。再以三十秒的時間畫三百六十度的圓形，左右各做兩次，並要自然的呼吸。

■**重點**

儘量緩慢的做，脖子是肉體的隘路，從頭部神經到內臟的神經都要由此經過，所以保護、珍惜它。

■**效果**

能使脖子變美，除去脖子的鬆弛，在做倒立和肩立的姿勢時，你就不會覺得不舒服了。

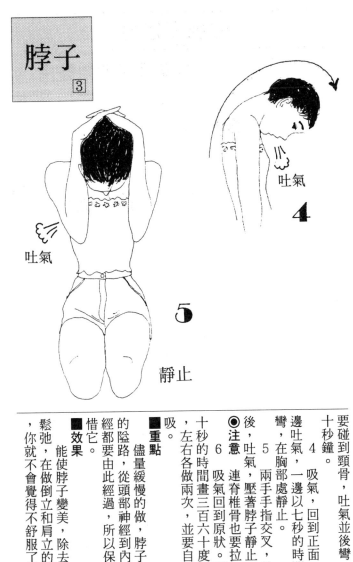

使脖子苗條

畢達哥拉斯的動作 4

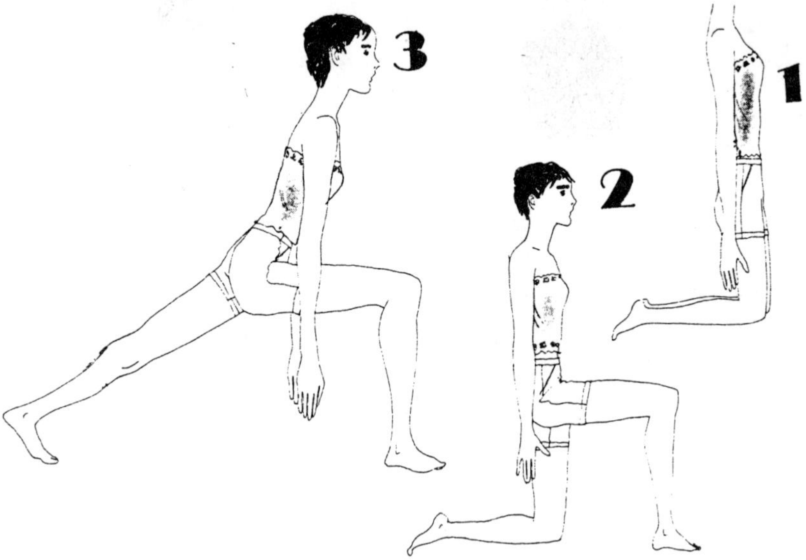

又粗又短的脖子看起來是比較強壯，但是脖子還是苗條一點比較好看。

■**做法**

1　兩膝著地，使尾骨、背脊、頸骨成一直線。

2　把右膝蓋向前伸出，使大腿和地板成水平。

3　把背伸直，慢慢的吸氣再吐氣。體重要放在右腳，輕輕的把腰提高，把腳伸到後面。

4　輕輕的吐氣，使身體傾斜到垂下的手指，能輕輕的碰到地板為止。靜止三十秒鐘，並以自然的呼吸凝視前方。

■**重點**

由脖子、脊椎骨到後腳跟要成一直線。

◎**注意**　不能將臀部放下、膝蓋

脖子 3

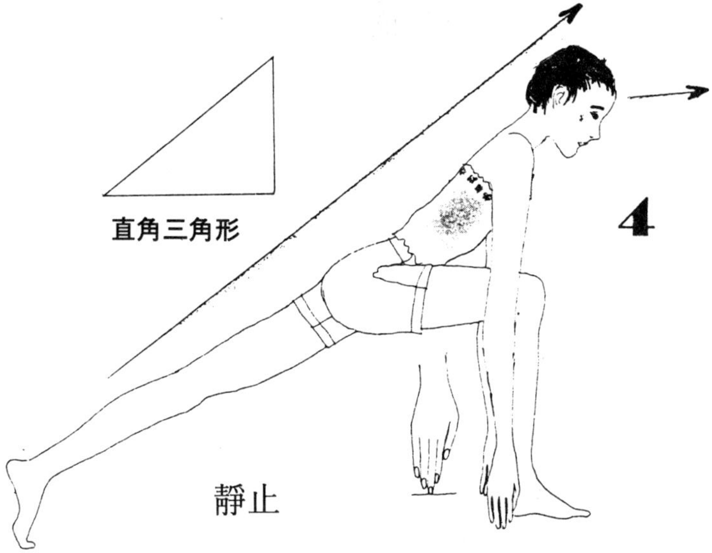

彎曲，用手支持體重，要以腳和脊椎骨、頸椎骨來支持。

5　輕輕的回到1的姿勢，左腳伸到前面，再做一次同樣的動作。

■忠告

這個姿勢是眼鏡蛇姿勢變化而成的，故脖子不要太用力，也不要太勉強的情況下做此姿勢。

■效果

頸脖子、下腹部、大腿、臀部等會縮緊。能使姿勢和身材美觀，產生積極的性質。

使前頸部變得整潔

兔子的姿勢 5

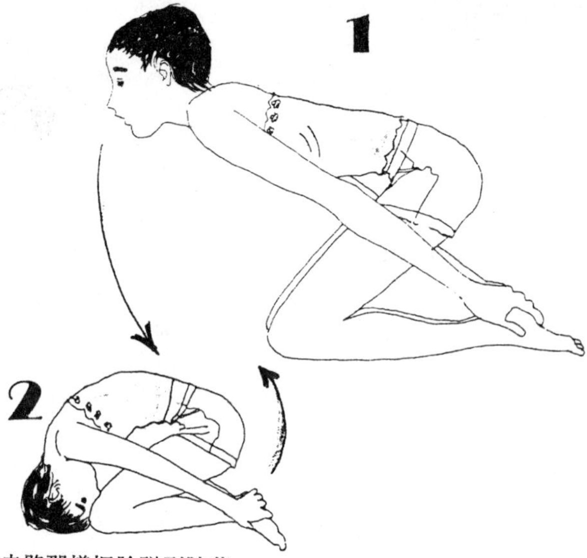

像走路那樣把臉碰到膝蓋

曾聽人說過：「喉嚨的年齡不能隱瞞」這句話，因為臉部可以化粧來掩飾，但喉部就沒有人會去留意了。

■**做法**

1　正坐，雙手放到後面抓住後腳跟，作深呼吸的吸氣，再一邊吐氣，一邊把上身彎到前面，使面頰碰到膝蓋。

2　一邊吐氣，一邊慢慢的把腰抬起來，而頭的天邊（百會）要碰到地板。

■**重點**

額頭離開膝蓋，用膝蓋向前走。

3　將下巴向後縮，壓到喉嚨處。後頸要伸直、頭部固定後，就以額頭碰到膝蓋的靜止姿勢做三十秒，要自然的呼吸。

喉嚨 4

3

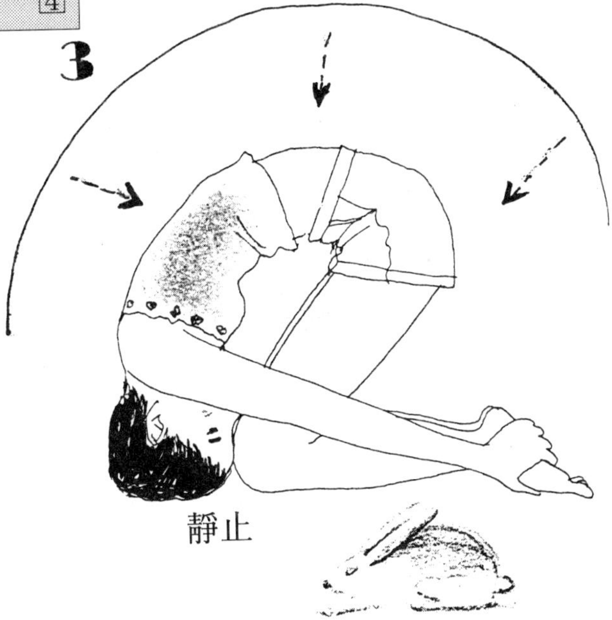

做過這個姿勢後，必需再依下頁所示駱駝的姿勢做仰臥。

◎**注意**　這姿勢很刺激，開始如果覺得難過，只要做五秒鐘即可，以後再慢慢延長。

4　吸氣，然後把腰放下，將上身慢慢的回到1的姿勢。

◎**注意**　會頭暈的人，要特別做〈脖子的姿勢〉和下一個〈駱駝的姿勢〉。

■忠告

不要勉強的做，不要叫別人用手壓住你的頭，要維持自己一定的步調，每天繼續做一定能做到。

■效果

縮緊下巴避免鬆弛，保持青春，去除頭和眼睛的疲勞，使內臟的功用活潑，並可治療痔瘡。

使前頸部美觀

駱駝的姿勢 6

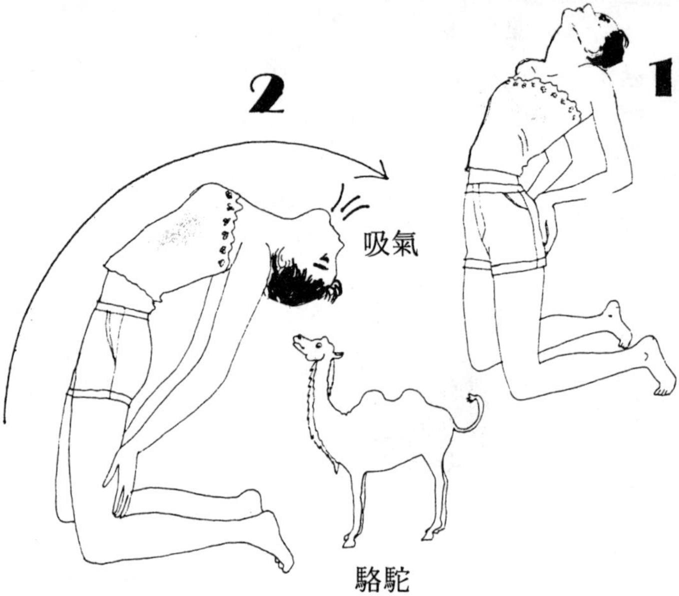

我們曾經是四肢的爬行動物，所以會有向前彎的習性。因此我們要隨時留意，將身體挺直，心情也能變得開朗。

■做法

1 膝蓋張開約腰寬距離，跪於地板上，腳趾立著，手放於腰上。

2 手由腰順著腳滑下，吸氣，把身體向後彎。

◉注意 隨著手由腰到膝蓋的滑動，上身後彎要花五秒鐘以上的時間。

3 臉向天花板，喉部往內縮，挺胸，雙手各抓後腳跟。輕輕的吐氣。

使喉部和胸部作水平，向後彎。

雙股收緊，大腿向前伸出，

喉嚨 4

3

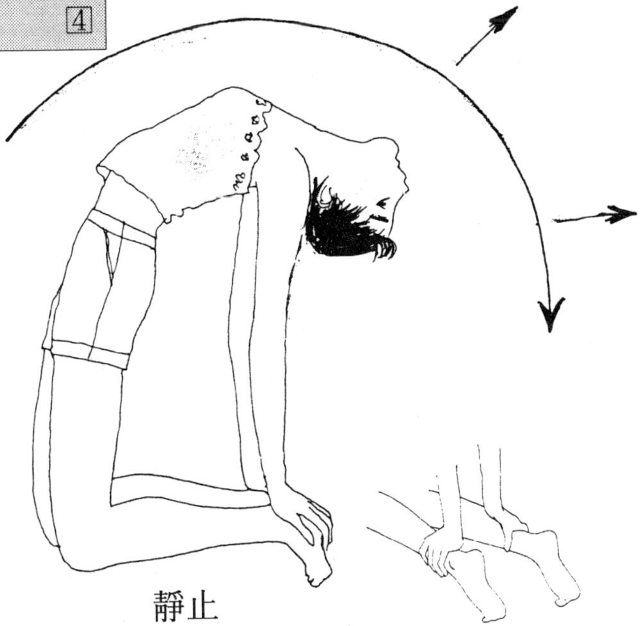

靜止

靜止三十秒。自然呼吸。

4　輕輕的回到1的姿勢，重複做二次。

■重點

把意識集中在腰上，姿勢不再搖動後，就可移開意識，再集中意識。

■忠告

由2到3，要抓住後腳跟時，如果用彈性，二邊一起抓的話，就會翻倒在地。

■效果

保持青春，前頸會變得很整齊。胸部會挺起，也可兼治駝背，去除大腿、臀部的脂肪。對婦女病也有效，更可增進內臟的機能。

阿那哈塔環

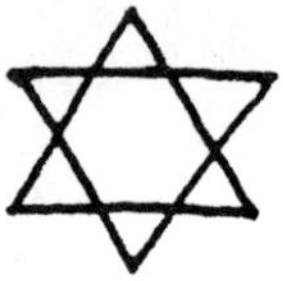

胸部

- ■心座 ♡
- ■馬克斯與佛洛伊德
- ■容客的全體性
- ■無意識的結合
- ■✡○◑○…
- ■曼多拉
- ■唸頌OM
- ■愛好和平的環
- ■樂天派

◑對極
阿那哈塔環
的陰陽面

阿那哈塔環位於胸部，心座也正在此。♡

在現代我們將意識＝腦，∴腦＝心的概念，不知不覺中擴大了。

但腦並不是整個的心，腦是由如玫瑰般有根、莖、花的我們，所結出來的果實，是精髓之處，但只是體內的一部分。因為在我們意識之外，尚有不能意識的下意識世界。而這個根能深深的伸入，集合我們所有的下意識。

有意識，無意識、下意識的集合才是我們的心，而它的中心是在胸部。把這點用科學方法來證實的是容客這個人。而她的原動力是根據瑜伽和冥想的直覺而來。

佛洛伊德及馬克斯被稱為二十世紀的二大巨人，而容客是佛洛伊德的弟子。她雖然對佛洛伊德有很高的評價，但直覺地認為，所有的心理都能以性來解釋，是很奇怪的方法，所以她再一次的探討無意識的世界。

頭部內有合理性作用的環，其對極是不合理根源生命力的根環，那就是模那拉拉環。在此有性力的根源生命力，和只靠合理性；下意識的西方文明的探討者佛洛伊德，是具有相輔性的。可惜是被性本能的環困住了。就像馬克斯是被模那拉拉環的肌餓和生存力困住一樣。容客為了尋找自己的全體性，離開她的老師佛洛伊德，因為她認為人類不只是色和慾而已。她花了八十六年的時間，追求東西、上下、宗教、科學、古代和現代等的調和，及人的全體性。而曼多拉就是全體性的象徵。✡ ○ ☯ ◎ ：

對人類來說，各部分是必需的。如果結合上下的世界，只靠一邊的頭環，或一邊的生命力的環，力量都是不夠的，也會因此產生精神和肉體的對立而沒有愛。

為了追求調和的人類全體性，就必須讓胸部的環發生作用。

△（火）和▽（水）結合成一體。✡（達畢地之星）是象徵阿那哈塔環，別名稱為愛和平的環，是歌頌ＯＭ的聖音。

這個環的作用，比較旺盛的人是樂天派的，因為他能觀察並統一混亂的秩序。

阿那哈塔支配的環是控制老化現象的胸腺荷爾蒙，所以此環作用旺盛的人是童顏者，能常保年輕。阿那哈塔型的人，處理現實的能力很強，富有感性、尊敬別人。不過常為了人際關係，而易疲倦，因此要好好愛護自己。

使胸部形狀美觀

眼鏡蛇的姿勢 7

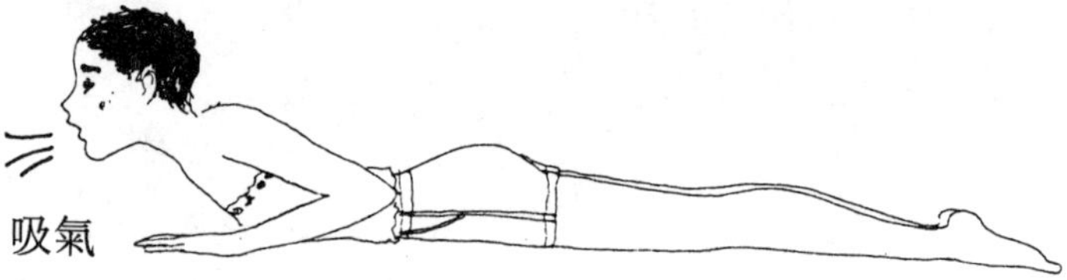

1

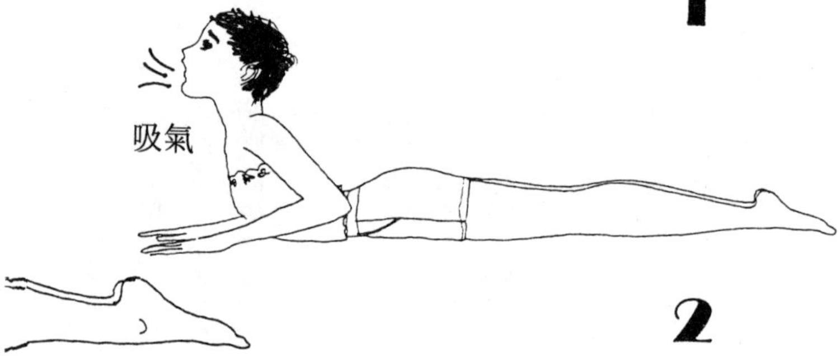

2

比較男孩子氣的人，如果有個形狀很美的胸部，那也是很不錯。

■**做法**

1　趴著，手心放在胸部旁，手肘輕輕的彎曲。眼睛閉上，腳趾伸直。

2　胸椎骨共有十二個，故慢慢的吸氣。一次吸氣就伸直一個，共做十二次。將上身向後彎，繼續的吸氣，胸部就會挺起。

◎**注意**　不要用手臂的力量，要用脊椎骨的力量，使胸部向後彎。

3　輕輕的吐氣，就像要把七根頸椎骨，一根根伸直的樣子。將喉部向後彎，看著天空。睜開眼睛，凝視天空中的一點，摒息、挺胸，靜止十五秒鐘。

4　再閉上眼睛，心中要意

胸部 5

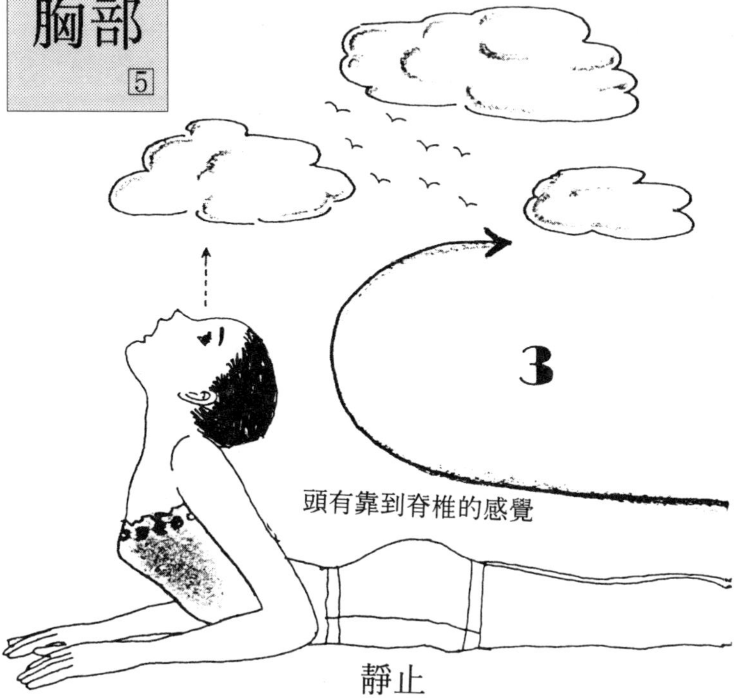

識到12＋7的骨頭數。繼續吐氣，恢復原狀。

5　將手指交叉，放在臉的前面，趴著休息。

■重點

摒息靜止時，要儘量忍耐。但是這個靜止的姿勢很難受，所以開始只要能做五秒鐘就好了。

■效果

使胸部豐滿，收緊下顎，背脊的姿勢會很美，神經也會有勁，腰會變細。

使胸部豐滿

合掌的姿勢 8

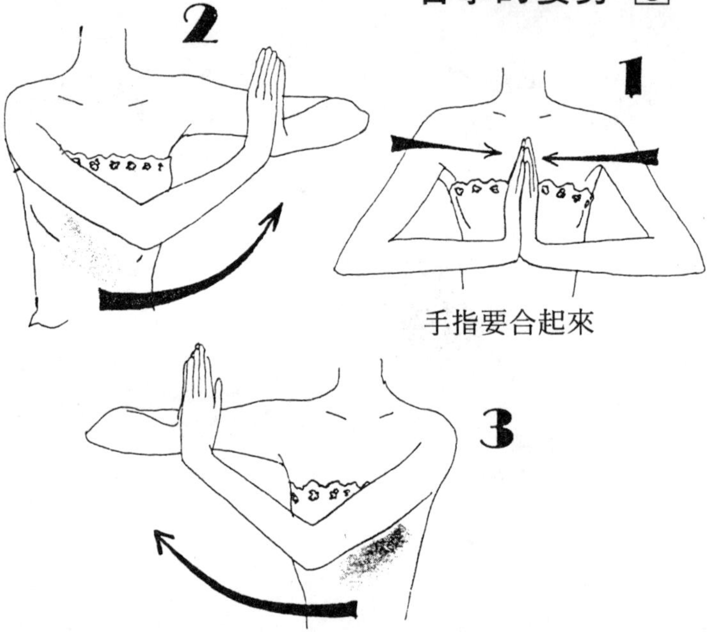

這是瑜伽的禮節姿勢，也是祈禱時的合掌。它有這麼大的效果，你是否覺得很奇怪呢？

■重點

在吸氣的同時，由左右同時加力量。

■做法

1 正坐，雙手合掌使胸線和肘部線平行。吸氣，盡量由左右加入力量。

左右的力量是互相抵觸的，所以成靜止的狀態。保持此狀態五秒鐘。

吐氣，放鬆力量，靜止五秒鐘（也要合掌）。

2 合掌的手移到左邊。

把意識集中在右胸，和1同樣的呼法，五秒鐘，做五次。

3 再把手移到右邊，和2

胸部 5

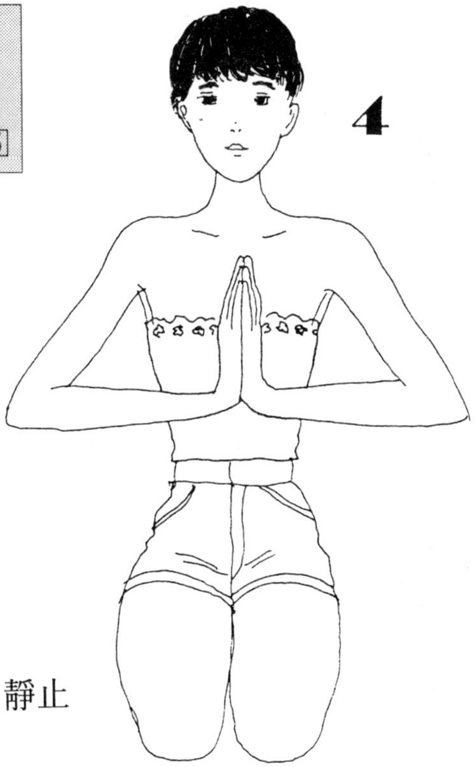

的做法一樣。

4　回到正面，與1同樣的做法。

◉**注意**　這個也很難做，有時會感到目眩，或不能忍受時（就用休息的姿勢來放鬆自己），所以開頭只要能做一次即可。

■**效果**

胸部整形，使手臂、手腕收縮，心情平靜，產生積極性，培養集中力。

使胸部挺起

魚的姿勢 9

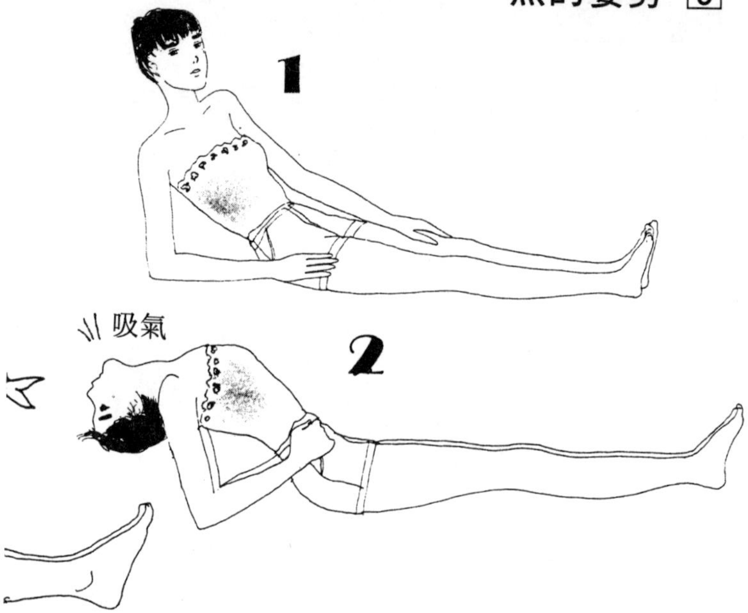

沒有穿胸罩時，乳房就會垂下，不美觀。你只要繼續做這個姿勢，日常注意養成挺胸的習慣，就可以改變乳房下垂的毛病。

■做法

1　雙腿併攏伸直，雙手輕握，身體稍微傾斜，二個手肘先後放在地板上。

2　吸氣，使胸部挺直，伸直頸部，把頭盡量往後彎。

3　把兩手肘壓在地板上，使胸部挺起，頭彎下去，並使頭頂（沙哈斯拉拉環）碰到地板。

4　用頭和腰支持體重，胸部挺起，手肘離開地板，手伸直放在大腿上。作深呼吸，靜止三十秒鐘。

5　吸氣，靜靜的回到1，再仰臥休息。如此重複二次。

胸部

5

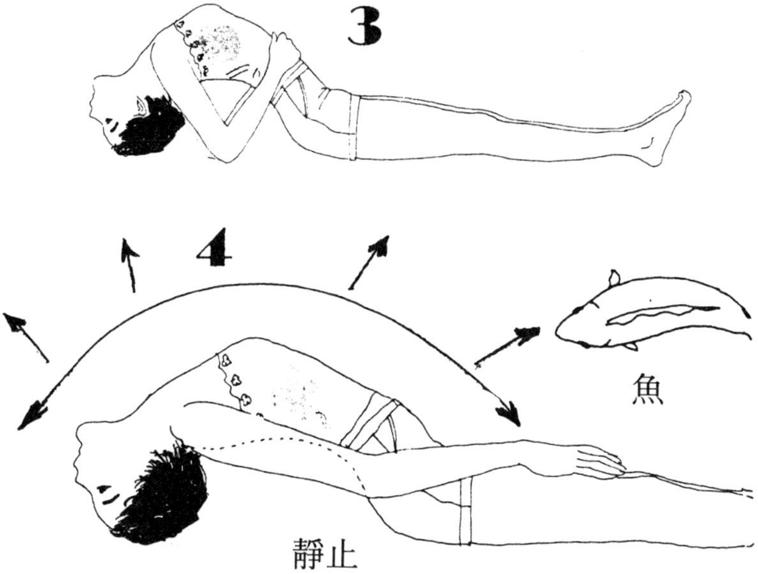

■**重點**　使胸部成為∩字形的彎曲，頭頂碰到地板。

◎**注意**　用正坐、蓮花坐的姿勢也可以。

■**忠告**　駝背、氣喘的人不能做這個姿勢。也不要勉強的做，每天只要能挺起一公分，繼續不斷的做下去，不久就能做到。

■**效果**　使胸部擴大，背脊伸直，提高自律神經的作用，以使荷爾蒙的分泌旺盛，保持青春。

瑪泥不拉環

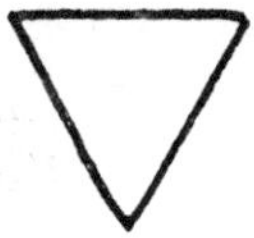

腹部

- 腹部
- 太陽神經叢
- 腹腦
- 憤怒
- 精神能力
- 氣從中脘發出
- 消化器官
- 胰腺、胰腺素
- 完全主義者和幽默
- 減肥、增胖

◕對極
堪撒環

瑪泥不拉環位於腹部。

腹部有如網狀密集的太陽神經，像太陽的頭冠般，所以又叫太陽神經叢。因為像太陽，因此這部位的神經要是著涼，作用就會變得較遲鈍，心情也會變得消極，與冷靜以後就會活潑的發生作用的腦神經剛好相反。因此，我們小時候為了避免著涼，就常在腹間圍個肚兜。腹部的別名是腹腦。

小時候，腹部比頭腦更能支配我們，例如，剛出生的嬰兒，支配他情感的是肚子的飢飽情形。肚子一餓，馬上就會大哭大叫，肚子飽了，就顯出很幸福的喜悅表情，讓人覺得很可愛。長大以後，仍然沒什麼改變。

法國革命的起因，不就是那些太太因為肌餓要求麵包而發生的嗎？

憤怒的表現方法有很多種，如生氣沖昏了頭，全身發抖等。由於環的類型不同之故，瑪泥不拉環又被稱為感情的環，是很深的動情中心，怒氣就集中在此，一觸就會發出破壞性的熱量。因此，人們一飢餓，就會做出偷、搶的壞事。

瑪泥不拉環比較容易發生作用的人，心的熱量（精神力量）比較強，超能力較多。把心、體與宇宙結成一體的氣，在體內有如運河般的流動著。它的出發點，就是瑪泥不拉環的中心——中脘。

瑪泥不拉環支配著胃、肝、胰等消化器官。

感情安定，消化器官也就安定。不過，現代的社會壓力太大，所以，心情安詳的時候太少了。負責任感及完美主義者，是很難在這個時代生存的。因為他們抱著太完美的心像，無法以次好為滿足，在理想不能實現時，就會顯得苦惱、掙扎。這是他們自己情緒的熱量糟蹋身體的結果。有一種叫潰瘍的性格，能夠破壞整個消化器官的深部。如胃潰瘍、十二指腸潰瘍的重病等。但是可以利用對極，冷靜而又理性的堪撒環來創造幽默和笑！

幽默能夠產生放鬆的身心，以客觀的、理智的眼光來看一切事物。因此，若受到失戀、失敗的打擊，瑪泥不拉環就會發生異常的作用，不是瘦得只剩皮包骨，就是反而增胖了。所以，我們不能不小心。

縮緊腹部

消除腹部皺紋的姿勢 10

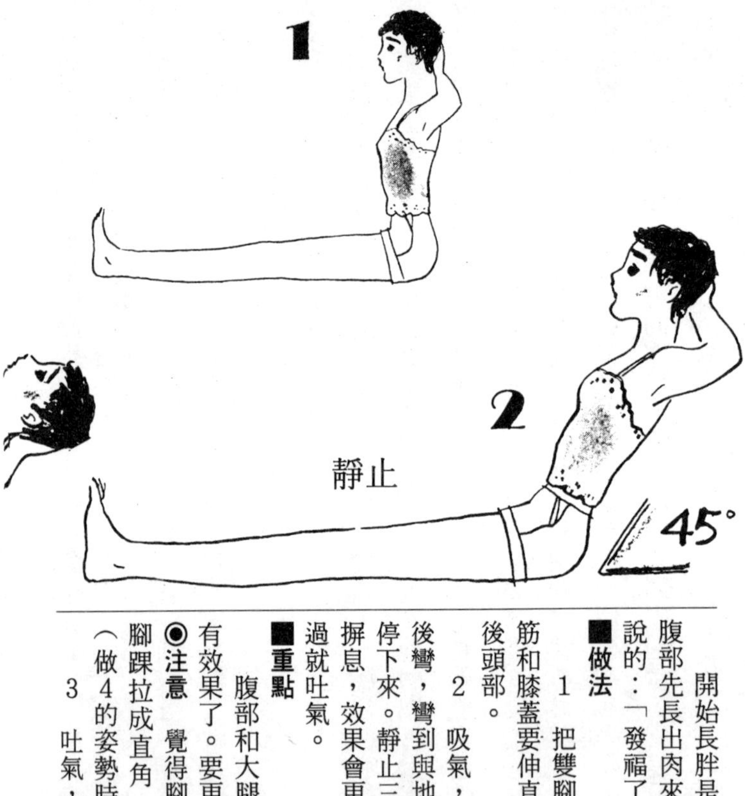

開始長胖是在我們的胃和下腹部先長出肉來，也就是平常人說的：「發福了！」

■做法

1　把雙腳伸直坐下，腳跟筋和膝蓋要伸直，手指交叉放在後頭部。

2　吸氣，將身體慢慢的向後彎，彎到與地板成45度的位置停下來。靜止三十秒。盡可能的摒息，效果會更大。如果覺得難過就吐氣。

■重點　腹部和大腿如果發抖，就是有效果了。要更努力才行。

◎注意　覺得腳快要抽筋時，將腳踝拉成直角、伸直腳跟筋。（做4的姿勢時，也是如此）

3　吐氣，利用腹部的肌肉

腹部 6

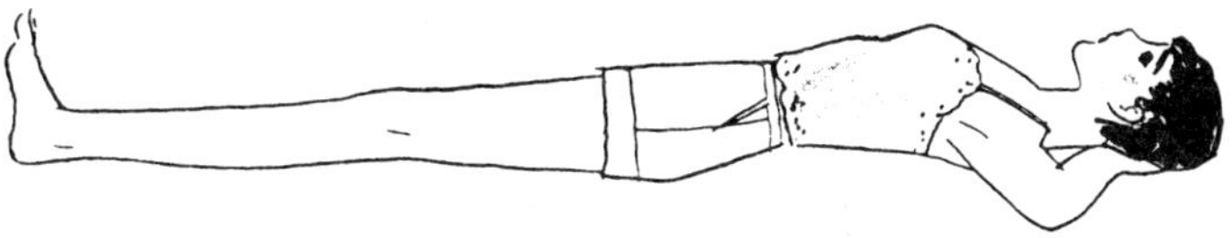

3

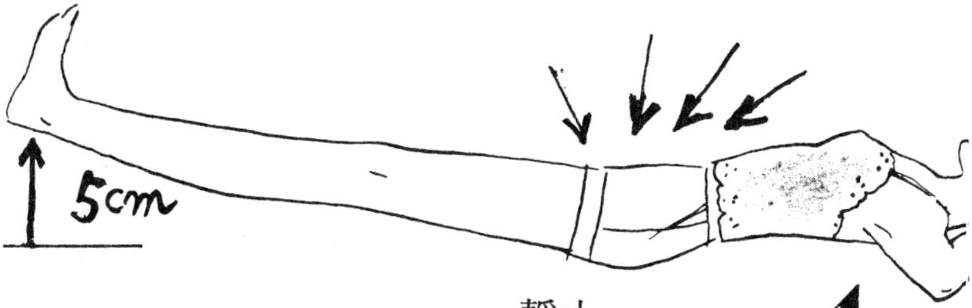

靜止

4

，輕輕的使上身放在地板上，成仰臥姿勢。

◎**注意**　做3的姿勢時，不能「碰」的躺下，要很幽雅的做。

4　一邊吸氣，一邊將兩腳併攏，伸直後腳跟。由地板往上提高五公分後靜止不動，三十秒鐘。自然的呼吸即可，摒息的話，效果會更大。

■**忠告**

腹部雖然容易有皺紋，但去除的也快。所以要養成每天繼續做的習慣。

■**效果**

使心窩和下腹縮緊，腰會變細。膽小，或容易衝動的人，每天繼續做的話，心情就能安定。

使下腹部縮緊

船的姿勢 11

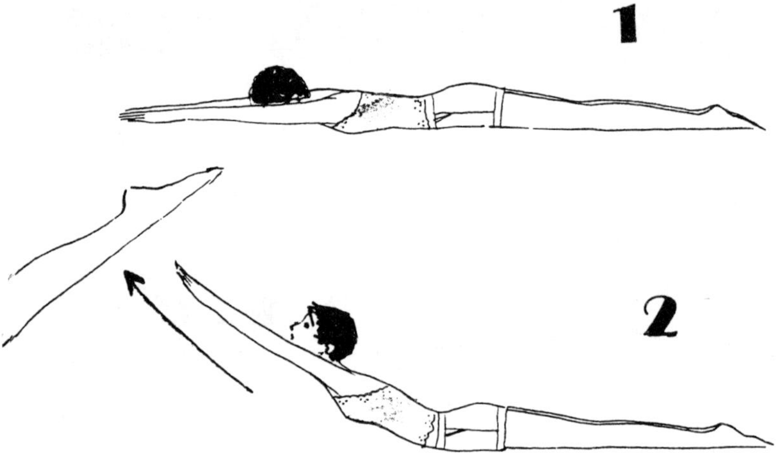

用腰帶來勒緊細腰，如果發現下腹凸出，不是很可悲嗎？

■做法

1　雙手雙腳伸直趴下，額頭碰到地板，臀部用力縮緊。

2　雙手分別靠在左右耳旁，做深呼吸，慢慢的把上身向後彎。

3　上身向後彎，吐氣。雙腳併攏，向上舉起。把大腿也舉起，不能夠彎曲膝蓋。

摒息，靜止五秒。

再以這個姿勢吐氣。然後將上身放下、舉起腳，再吸氣，舉起上身，放下腳。反覆做十次。就像在海浪中搖動一樣。

4　輕輕的回復到1，趴著休息。

■重點

腹部 6

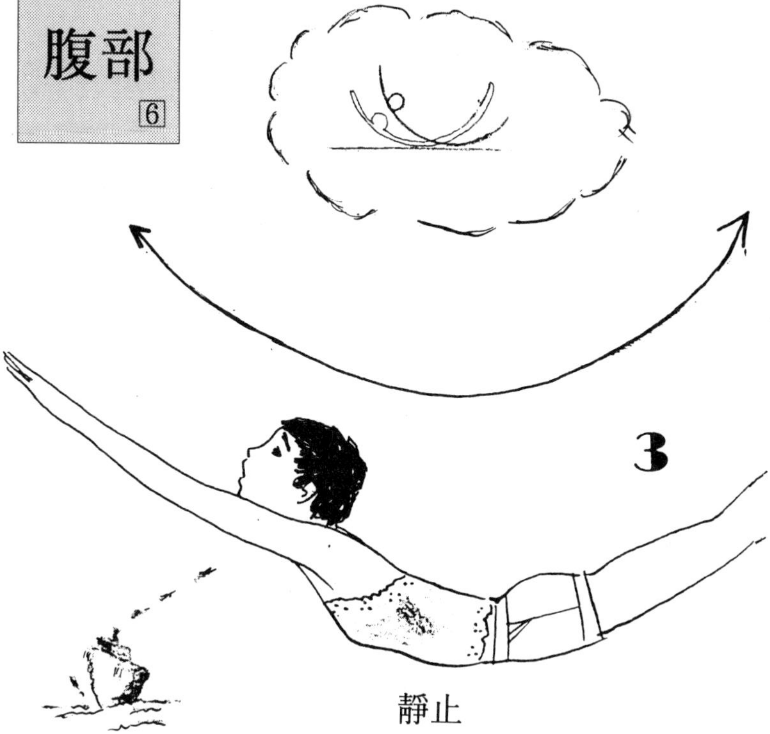

把上半身和下半身儘量的向上彎，靠下腹部來支持身體。

◉**注意**　要有搖動不定的船的心像，上半身和下半身不要碰到地板，一直放到不能做的極限處停下，但還是不能碰到地板。

■**忠告**

這是很難的姿勢，不必太勉強。

■**效果**

能使腰變細，去除腹部的贅肉，脊椎骨的歪斜或調整身材，使腿變得修長，胸部挺起等效果。

縮小細腰

扭轉的姿勢Ⓐ 12

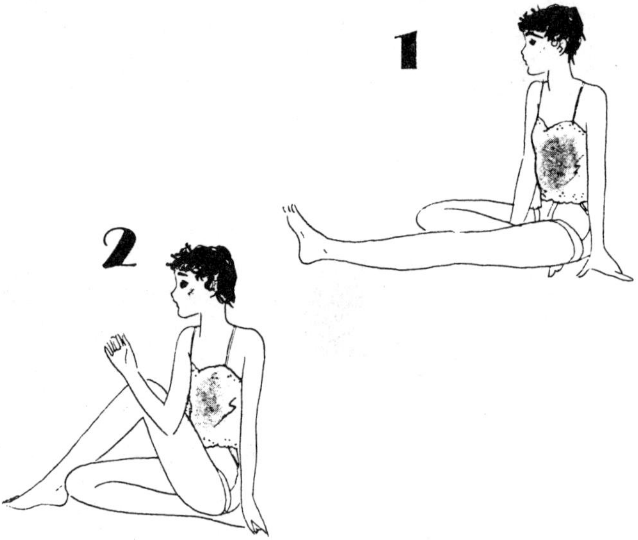

男性的身材是直線型，但是女人的身材是8字，重點就在細腰上。

■重點

彎曲的腳（例如左腳）以相反的手（例如右手），抓住那隻腳（例如左腳），身體就能扭轉了。

■做法

1 把腳放在前面坐下，右腳靠攏並固定在左臀部下。

2 使左腳彎曲的跨過右膝，與彎曲的左腳相反的右手手肘彎曲，右手手肘靠在左腳的外側，然後把身體向左扭轉。

3 以左腳交叉的情形，伸出右手抓住左腳的拇趾。

左手移到後面，手臂貼在腰圍上，深深的吐氣，再把手滑下

中腰 7

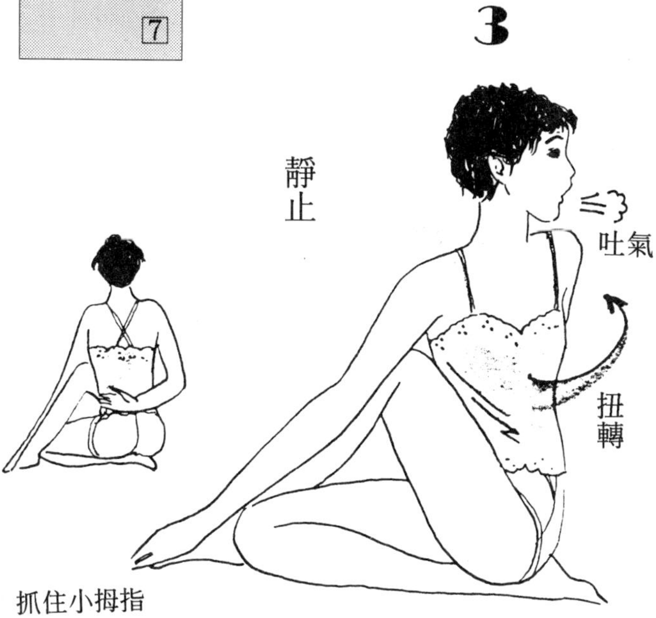

，慢慢的把上半扭轉到左邊，一直轉到不能轉的地方停下，靜止三十秒。自然的呼吸，眼睛要看後面。

4　放開手，輕輕的回到正面。另一個方向也是同樣做法。

■忠告

做不到的人，把另一腳也伸直來做，就容易多了。若仍不會，就在彎曲一腳的拇指掛上毛巾來拉也可以。

■效果

縮小腰圍，使姿態變美，並增加自律神經的作用。

使腰圍縮小五公分

扭轉的姿勢Ⓑ 13

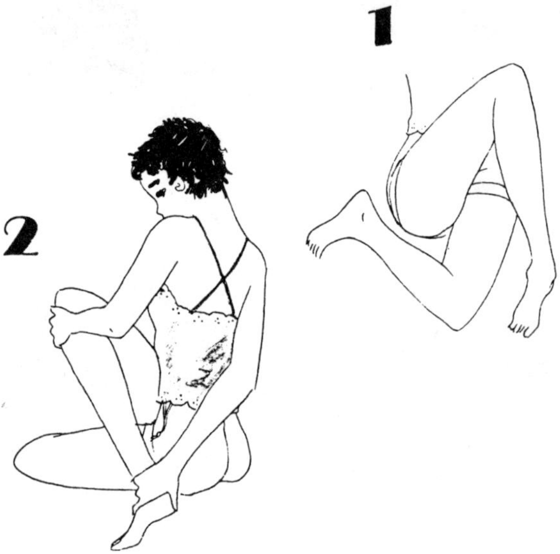

以前的束腰，就像現在籃球
鞋的鞋帶綁法，先十字型的穿上
繩子，再用力束緊，因此，那些
貴夫人們常常會暈倒。

■忠告

是非常有效的能使腰圍縮小
的姿勢，但是很難做到。前頁靜
止的動作能做好的話，再向這個
挑戰。不能馬上做好，是理所當
然的。只要每天繼續做，逐漸地
做到，你的腰圍就能縮小。

■做法

1　腳向前伸，左腳靠攏，
且腳底要能碰到臀部下的右大腿
。

2　右腳彎曲，跨過左腳靠
在左腿旁邊。

3　伸出左臂和彎曲的右腳
交叉，抓住右膝蓋。慢慢的吐氣

中腰 7

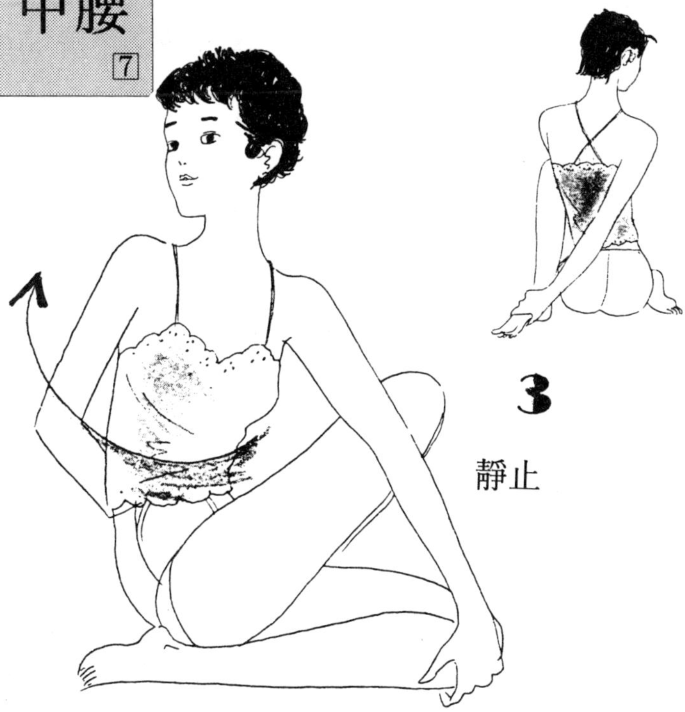

。將右手移到背脊後，抓住右腳腳脖子。

　從右肩往後看，靜止三十秒。自然的呼吸。

　4　輕輕的恢復到原狀。另一邊的腳如前同樣做法。

◉**注意**　移到背後的手，不能抓到交叉的腳脖子時，將手帕、毛巾掛在腳脖子上也可以。

■**效果**

　使腰圍美觀，消除脊椎骨的歪曲，並鍛鍊腹部。

側腹縮緊

釣鈎的姿勢 14

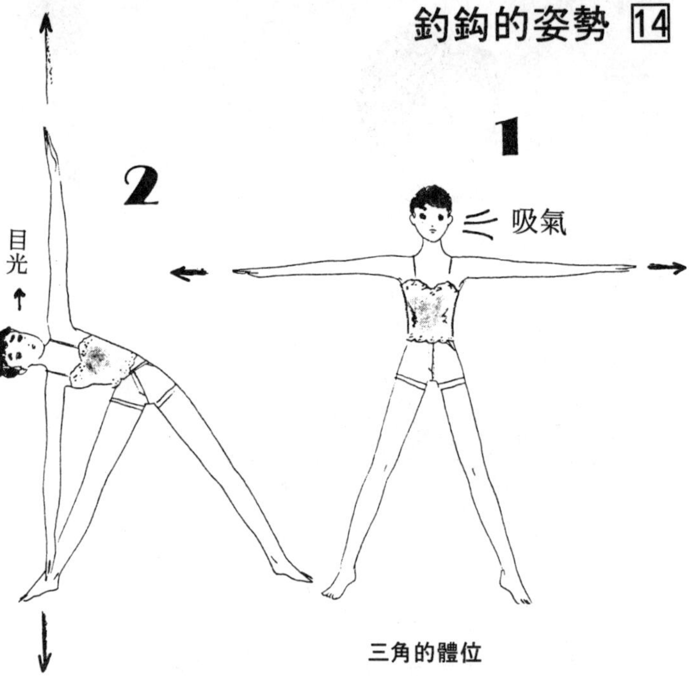

三角的體位

抓出側腹肉的厚度，如果超出電話簿的話，就要更認真的做這個動作。

■做法

1　兩腳張開站立，吸氣。手臂舉到肩部。像大字型的站立，雙手要成一直線。

2　吐氣，將上身向右彎，不要向前；而是向側彎，手成一直線。右手指差不多要碰到右腳尖。將右側腹這樣的彎曲，但不要太勉強，做到能做得到的地方，靜止十五秒。自然呼吸。

3　向天的手心，翻過來向著頭部。

一邊吐氣，一邊將向天的手臂慢慢的放在耳朵上，與地板成水平，臉是向著天。把左側腹伸直，左手也要向旁邊伸直。

中腰 7

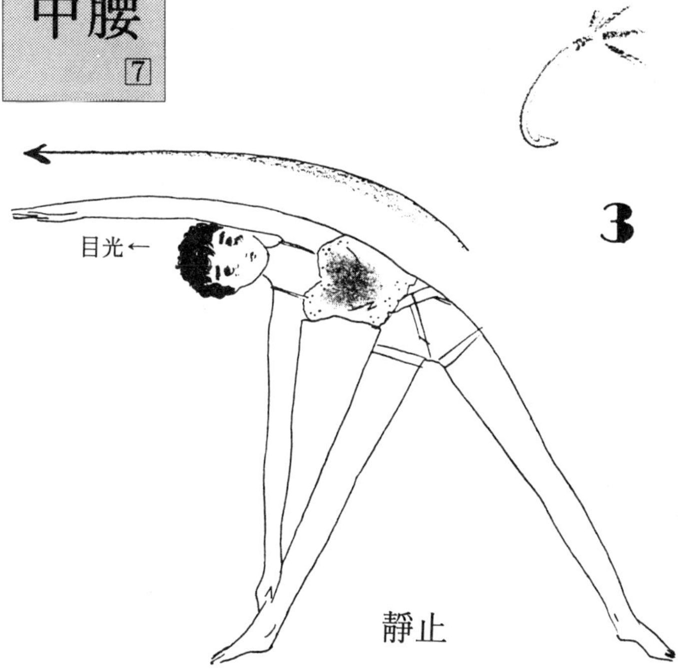

垂直的右手要能碰到腳脖子，靜止十五秒。

4　一邊呼氣，一邊回復到1。另一邊的側腹也是同樣的做法。

左右交互做二次。

■**重點**

側腹是這個姿勢的重點，故其目的並不在手要碰到腳尖。你要先練習側彎，不要把臀部凸出。

■**效果**

腿和腰圍會變得修長、美麗。能治療便秘、經痛。

斯瓦吉斯塔那環

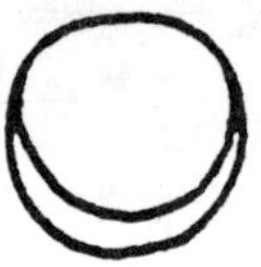

腰部

- 丹田
- 動作、行動力的中心
- 斗的環
- 有實現阿吉那未來像的力量
- 副腎荷爾蒙
- 對權力的意志
- 不安感
- 腎臟
- 心像的質是關鍵

◐對極
阿吉那環

斯瓦吉斯塔那環是在腰部。月＋要＝腰，是肉體動作和行動力的要處。

斯瓦吉斯塔那環是實現我們願望的力量的環，也就是將阿吉那環看到的未來像實現的環。目標很明顯時，這個環就會發生作用，熱量會從體內深處湧出，發揮行動力去實現它，於是就能過著充實滿足的生活。不論工作、求學或一切的練習都會覺得很快樂。因為你已知道所來為何的過程，所以一定會成功。

斯瓦吉斯塔那的荷爾蒙是支配副腎腺的，又稱戰鬥的腺。這個腺如果發生作用，會使全身充滿力量，危急時，就會變成有戰鬥性的，太過分時，就是心理家阿多拉型的權力意志，對權力很有慾望，一切以自我為中心的獨裁者類型。

與此相反的是，副腎荷爾蒙減少了，就不足以克服恐懼，有不安感和膽怯的現象。

由內臟而言，它是支配腎臟的環。在腸後面，有二個拳頭大如蠶豆形狀的腎臟。它是一天能夠流入一噸半血液的淨化裝置，能將氧氣送到肺部，從腸內攝取營養。但要將分佈在全身的血液淨化，是需要腎臟很活潑的發生功用才能完成。如果淨化的作用小，就會像公害般的把毒氣散佈到體內各處。所以若要使腎臟得到休息，就要做趴著的鬆弛姿勢。

所有動作的中心是腰。若是彎腰、向前探身，想要逃脫等動作做不好，那是因為你的腰部沒有固定。

在肚臍下三公分處的丹田，集中意識，如此你就能掌握中心，使身體輕鬆圓滑地活動。

在搖晃的公車內，你可以閉上眼睛，做腳趾用力，意識注入丹田的練習。你的動作會很平靜和有安定感。若是你分心意識到「啊！危險！」時，因意識已離開丹田，移到頭來，你的身體就會搖晃不定而倒下去，只要想著丹田，不可分心。

我們是玫瑰，腰和腳是根，連接的莖是椎骨。所以腰部有異常的人，在頸椎、膝蓋也會出現不正常，並且容易得到鞭打症。

因為此環是具有實行力的中心，所以，你的心中應該有些未來像和人生觀做為此環實行的關鍵。有些人一輩子拼命的工作，到後來目的是達到了，卻也為此浪費了整個的人生，因此，就會產生空虛感，但一切都已為時太晚！瑜伽就是教你以冥想使心像擴大，眼光看遠！

使腰線美麗

弓的姿勢 15

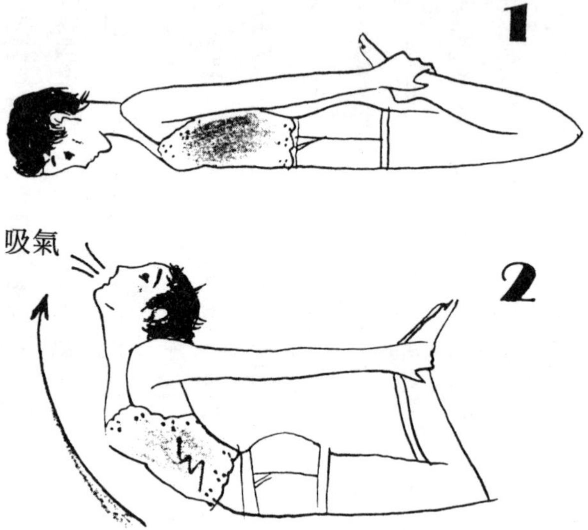

一聽到「蛇腰」，就使人有種誘惑的感覺。腰圍一粗就容易給人很邋遢的印象。因此，你要把腰部定型。

■做法

1　額頭碰到地板，彎曲膝蓋，手抓住腳脖子。

2　吸氣、抬頭、挺胸、看著前方。

3　吐氣，把大腿抬起。用手將腳脖子拉起，同時要挺起脖子，下巴抬起，喉部伸直，使身體成U弓的靜止姿勢。凝視天空，自然呼吸，三十秒。

■重點

兩膝不要打開，儘量併攏。

■忠告

靜止時，一吸氣，胸部就蹺起，一吐氣，腳就蹺起，身體隨

腰部 8

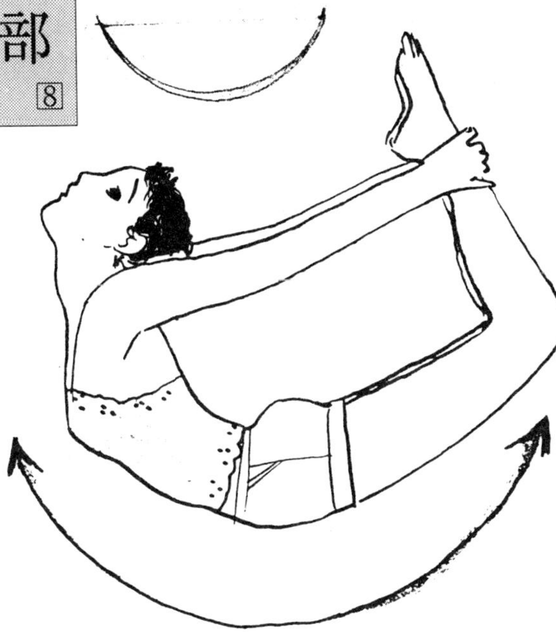

靜止　**3**

著吸、吐氣而像一座蹺蹺板。還有另一種類似此姿勢的弓型變化，可是做時必須靜止。

4　輕輕的吐氣，按3、2、1的次序，恢復原狀、休息。重複二次。

◎**注意**　有腰痛或腰異常的人，做此動作的抬腳姿勢時，兩腳高度會不一樣，較低的那腳，就要每天好好的拉。

■**效果**
　能使臀部蹺起，胸部挺俊，身材和背影變美，消除肩酸、脖子僵直，緩和經痛、腰痛，並使姿勢優美。

使腰線優美

開腳的姿勢Ⓐ 16

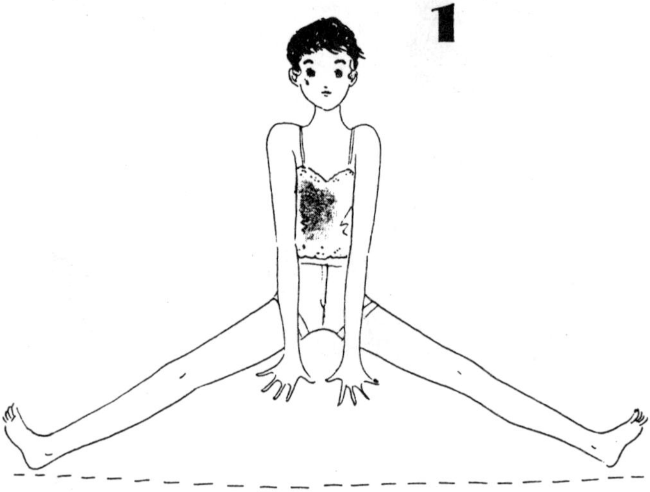

李小姐，四十歲才開始練瑜伽，光是這個姿勢就花了她十年的時間。但是現在卻是她最拿手的姿勢。因此不會做的人，要有一天只求能伸出一厘米的心理準備，慢慢的練習，一定能成功。

■做法

1　雙手著地，雙腳儘量打開。使腰伸出前面，再將腳打開。

■忠告

對著塌塌米的邊線打開腳，每天不斷的練習，會因慢慢的接近直線而感到快樂。但是千萬不要太勉強自己。

2　脊椎骨伸直，腳成一直線，靜止三十秒，自然呼吸，手臂向左右伸展，挺胸，手心放在膝蓋上。回到1，休息，再做一次。

腰部 8

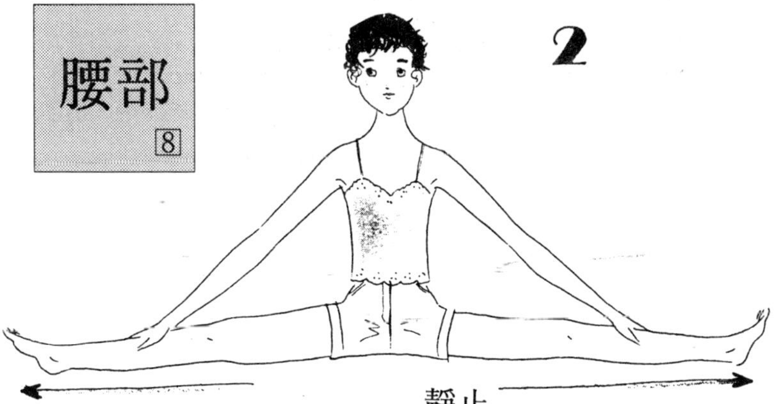

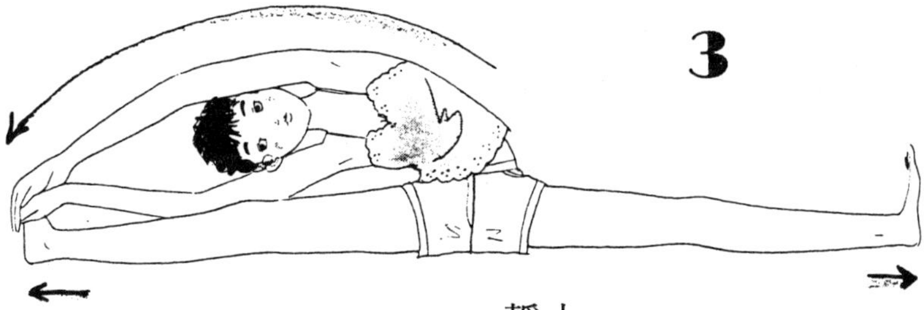

◉**注意**　要與自己的身體商量，如稍有疼痛要忍耐，但絕不可勉強。

痛時，請吐氣。

3　一邊吐氣，一邊將上身向旁邊彎下，用右手抓右腳尖，吸氣再吐氣。用左手畫半圓，伸直側邊肌肉，左手放於右手上，但不要向前彎，靜止十五秒。吸氣，回到1。左邊同樣做法。

■**效果**

使腰到腳的線條優美，能治療骨盤歪曲，治療肥胖症、神經質、歇斯底里、經痛，並使你變得樂天、沒有心事。

使腰線優美

開腳的姿勢Ⓑ 17

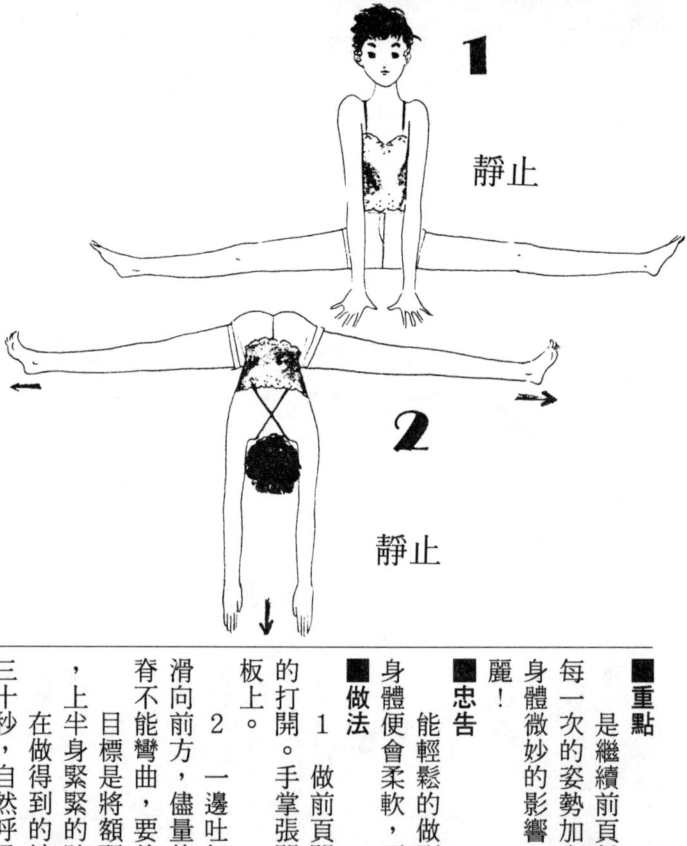

■**重點**

是繼續前頁靜止的姿勢。在每一次的姿勢加上震動，就能給身體微妙的影響，而使你變得美麗！

■**忠告**

能輕鬆的做到這個姿勢時，身體便會柔軟，不易感冒。

■**做法**

1　做前頁開腳姿勢，儘量的打開。手掌張開放在前面的地板上。

2　一邊吐氣，一邊將雙手滑向前方，儘量使上身彎下。背脊不能彎曲，要伸直。

目標是將額頭、胸部、腹部，上半身緊緊的貼在地板上。

在做得到的地方停下，靜止三十秒，自然呼吸。輕輕的回到

腰部 8

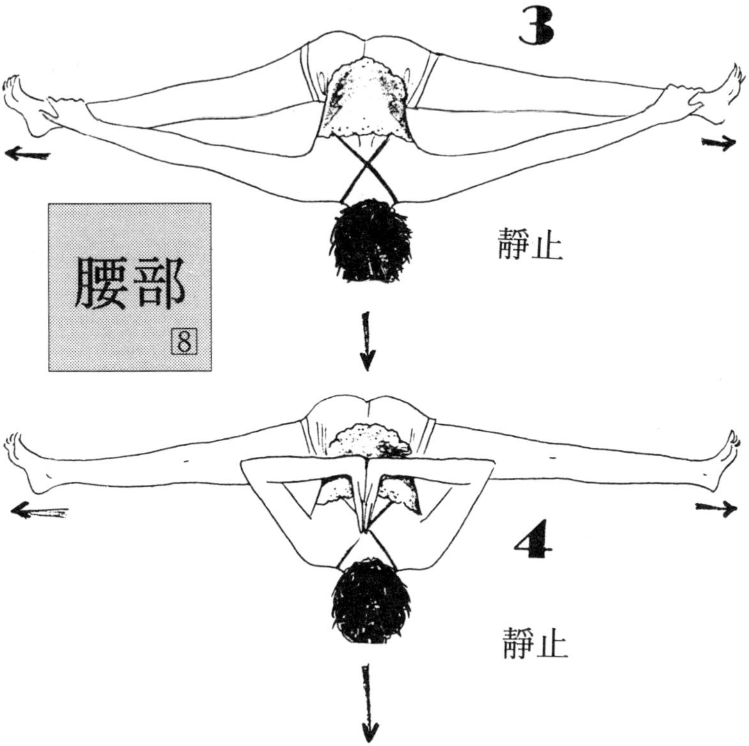

1。

3　將食指放在左右腳的拇指上，吐氣，慢慢的將身體向前彎，額頭輕輕的著地，靜止，十五秒。自然呼吸。不要使膝蓋彎曲。

4　由3，在背後合掌、靜止，自然呼吸，三十秒。回到1。

■效果

增加腰到腿的曲線美、保持青春，消除腰椎的疝氣、風濕、厭世的悲觀主義。

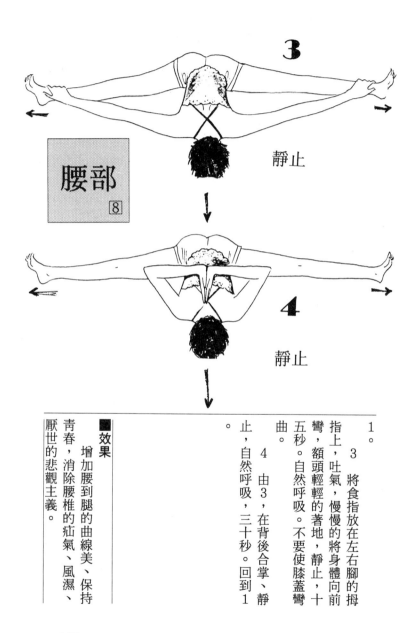

縮緊腰部

伸腳的姿勢 18

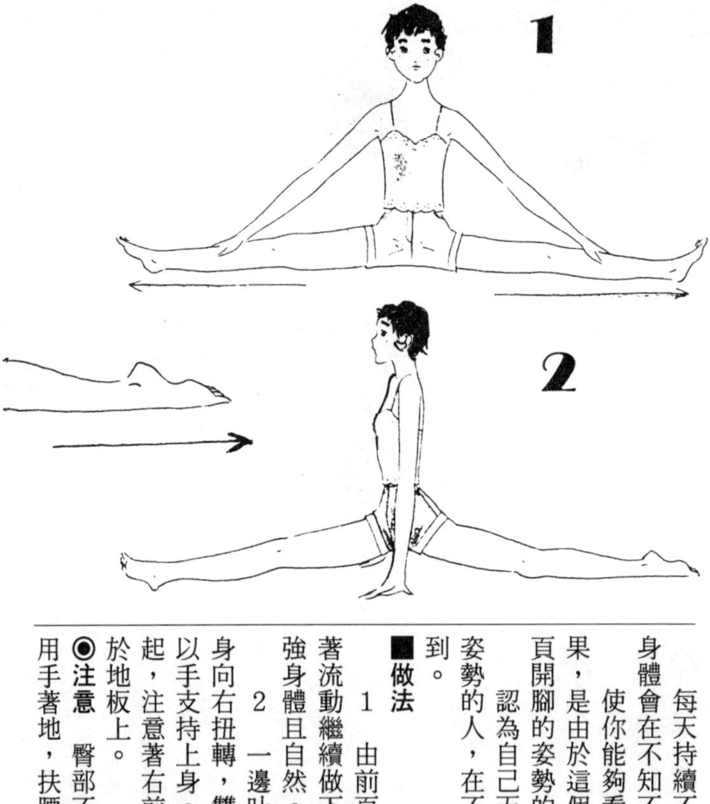

每天持續不斷的練習瑜伽，身體會在不知不覺中變得優美。

使你能夠看到這些瑜伽的效果，是由於這個伸腳的姿勢和前頁開腳的姿勢的作用。

認為自己天生並不會做這個姿勢的人，在不知不覺中也能做到。

■**做法**

1　由前頁開腳的姿勢，順著流動繼續做下去，如此較不勉強身體且自然。將腳盡量打開。

2　一邊吐氣，一邊將上半身向右扭轉，雙手放於地板上，以手支持上身。挺胸，將上身抬起，注意著右前方，再將臂部放於地板上。

◎**注意**　臀部不能放在地板上，用手著地，扶腰、靜止三十秒，

腰部

8

3

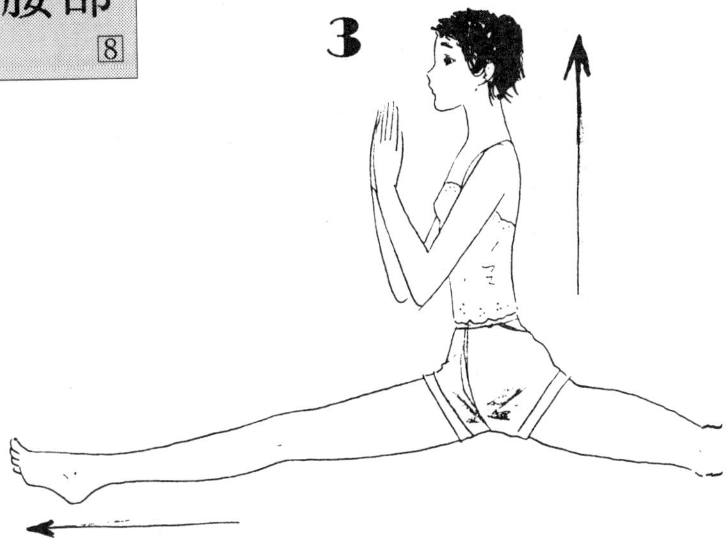

靜止

自然呼吸，做到此即可。

■忠告

覺得腳要抽起來時就吐氣，腳跟伸直即可。

3　臀部放在地板上，合掌靜止三十秒，自然呼吸。輕輕的回到2的姿勢，雙手著地，改以左邊方向，同樣的再做一次。

■效果

縮小腰部，使身體優美、柔軟、輕鬆。並治癒骨盤歪曲、歇斯底里，保持青春。

模那拉拉環

□

臀部

■尾巴
■根源生命力
■根的環
■生存術
■在櫻花樹下有……。
■性熱量和創造力
■生氣和生命力
■角
■享受和遊戲

◑對極
沙哈斯拉拉環

模那拉拉環位於尾骨（尾骶骨）上，是人類的尾巴。摔倒在地，臀部會感到痛的尖尖的部分是仙骨。

模那拉拉環潛伏著根源的生命力，別稱根的環，像玫瑰花開放在宇宙的我們，向著地球巨大的磁鐵向心力地將根往下伸。模那拉拉環就是要吸收地磁氣。

它支配著「先生存」這件事。在生存的技術上，不可或缺的就是這個環。

因此，這個環，常常被上面的環看不起、藐視它。

但此環並非罪惡的根源，是在「善惡的彼岸」，「只是為了要生存」那些看不見的地方紮根；在櫻花樹下也許有死人的屍體，所以櫻樹就能吸收養分，驕傲的開花，我們對美麗的挑戰，並不單是以漂亮做結束，而是要有處理火的慎重，及飼養蛇時的大膽，不必害怕，但也不要看輕它。

模那拉拉環支配生殖腺的荷爾蒙。若此環活潑、旺盛，就會增加性的熱量，這熱量是創造性的根源，向上發展的話，會如泉水般地湧出無止境的創造力。因為震動是無限的。

模那拉拉環發生旺盛的作用時，你就是一個生命力旺盛，在現實社會中悠然的生活下去、很吸引人的人。

此環的象徵是□。四角形。不圓滑是它的缺點，執著於「只有這麼多」，容易到處和人發生衝突。把角磨平，但並不是要成○，而是要求全體性包括□的調和。把握住◎的方向性，才不會使熱量消耗殆盡，而一無所成。因此要使對極的頭環智慧，全體性的中心，胸環的和平都發揮出來。

模那拉拉環發生作用時會有體力，因此往往只看下面就一直線的衝下去，辛勤的默默苦幹，忘了享受和遊戲。請你把眼光向上看，好好珍惜自己擁有的無限可能性。

使臀部形狀美觀

螳螂的姿勢 19

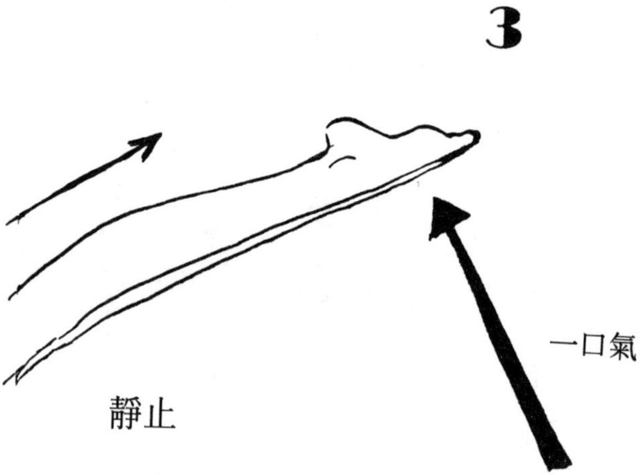

古代的女神——大地母神，有著巨大的胸部與臀部，象徵大地的肥沃和多產。而現代偶像的臀部呢……

■做法

1　趴著，脖子伸直，額頭著地，腳尖伸直，雙腳併攏。

輕輕的握著拳頭，手心朝下，雙手置於大腿下著地。

2　一邊輕輕的吐息，一邊將左腳直舉起，要儘量的抬高。摒息、靜止。上半身是放在地板上的，若覺得難受，就輕輕的吐氣，把腳放下來。

換成右腳，也是同樣做法。左右交互做二次。

3　回到1，雙腳、膝蓋併攏，深深的吐氣，再摒息。由大腿到下半身一口氣的提上來，靜

臀部 9

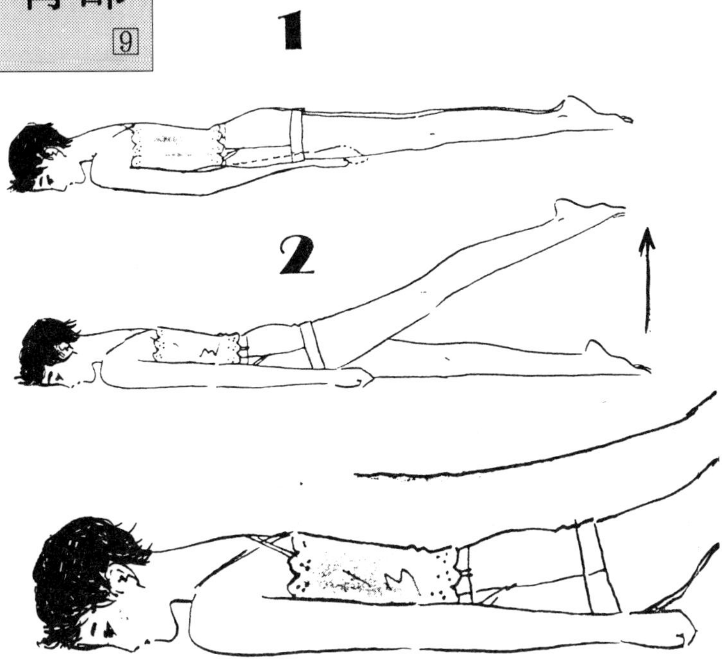

止、摒息五秒到十秒。

◎**注意**　用拳頭壓著地板，膝蓋不要彎曲，兩腳拇趾要靠攏。全身的重心在胸和手，難受時就輕輕的吐氣，慢慢的將腳放下，回到1，鬆弛身體，休息。重複此姿勢二次。

■**效果**　使臀部蹺起，縮緊腰部、腹部、下腹部、大腿，並形成腿的曲線美，頭腦也會變得清晰。

使臀部蹺起

貓伸懶腰的姿勢 20

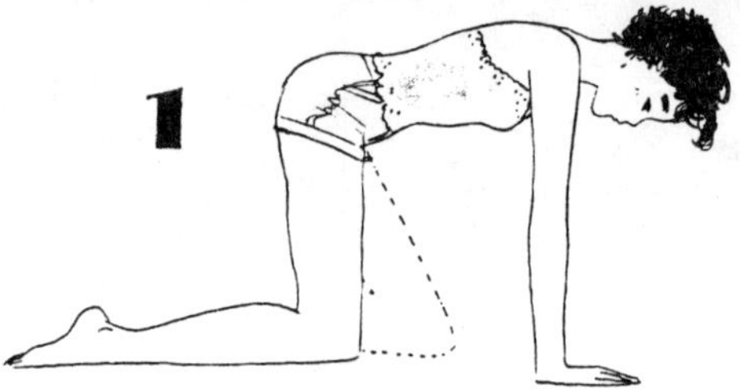

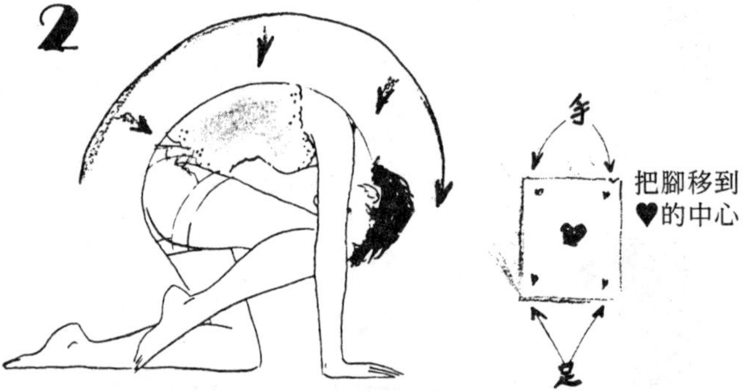

普里姆歐米先生，這個姿勢做得非常幽雅、美麗。他是北歐人，但卻在喜馬拉雅山修性，是齋食主義者，因此他的身體非常的柔軟。

肉類吃太多的人，會使身體變得僵硬。

■**做法**

1　打開雙腳至腰寬處，膝蓋著地，從肩部將手臂伸直，手心著地的ㄇ型（這是貓的姿勢）。

2　移動左膝蓋，放於雙手中間，吐氣，把右膝蓋向胸部彎曲，並低下頭部，使背脊彎曲，將肺內空氣吐光，額頭置於膝蓋上，靜止五秒中。

3　用雙手及左膝支持身體。自然的呼吸，將彎曲的右腳向

臀部 9

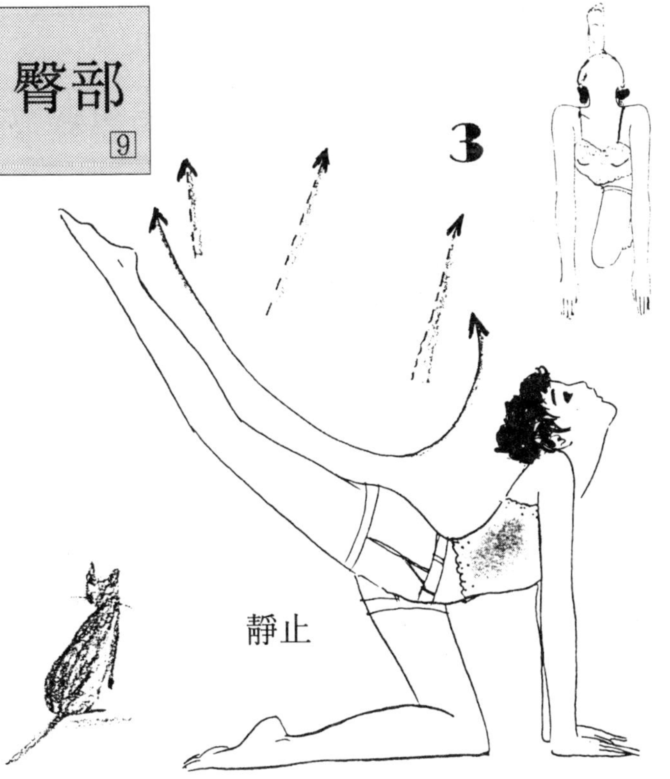

後伸直、著地。右腳跟要向上，吸氣，幽雅的把腳舉起，並將頭向後彎、挺胸，腹部向下，使上半身成弧形。吸氣，輕輕的呼吸，右腳趾加力、伸直、靜止三十秒，眼睛看著天空。

4　輕輕的回到2，重複做三次，左腳也同樣的做法。

■效果

使臀部蹺起，縮緊大腿肌肉，創造腿的曲線美。使脊椎骨柔軟。

縮緊臀部

睡覺的兵士的姿勢 21

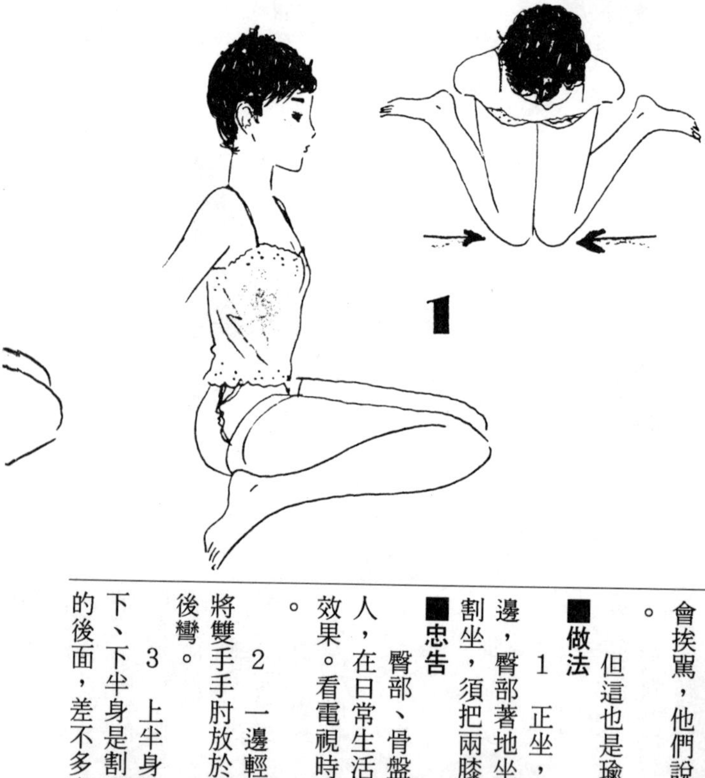

以前只要做出這樣的姿勢就會挨罵，他們說這樣是沒規矩的。

但這也是瑜伽術之一。

■做法

1　正坐，小腿放在大腿旁邊，臀部著地坐下，這種坐姿叫割坐，須把兩膝併攏。

■忠告

臀部、骨盤要縮緊。減肥的人，在日常生活中常做割坐就有效果。看電視時，你就可以做了。

2　一邊輕輕的吐氣，一邊將雙手手肘放於地板上，上身向後彎。

3　上半身放於地板上、躺下、下半身是割坐的姿勢。細腰的後面，差不多有一個拳頭的空

臀部 9

2

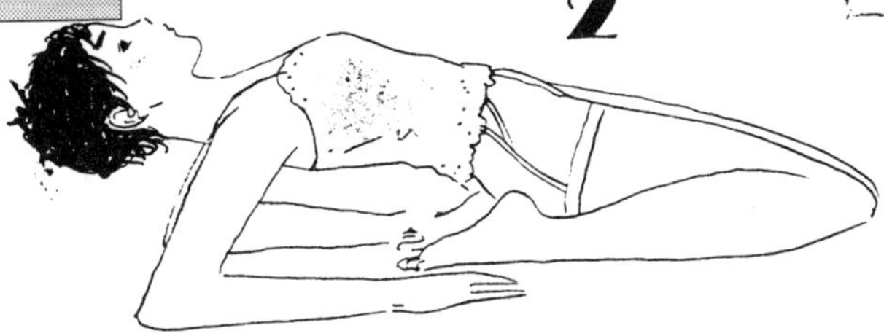

3

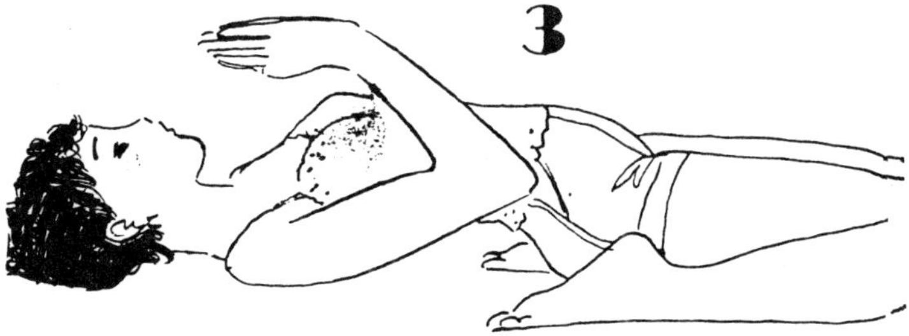

靜止

間是最好。弧形太大的人，就是吃的太多了。

把膝蓋和大腿儘量的併攏，手在胸部合掌，靜止三十秒。自然呼吸，由2回到1。

◎**注意**　剛開始做時，膝蓋和大腿容易分開，不要心急，也不要太勉強，慢慢的做。

■**效果**

縮緊腰部，使下圍的曲線優美。生產後，快速增胖的人，可以用這個姿勢來縮緊骨盤。

根源的生命力

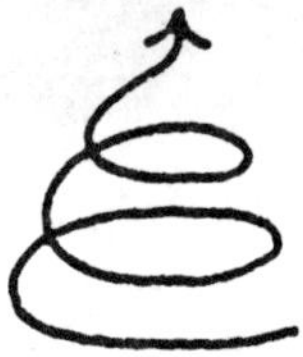

脊椎骨

- 震動
- 是大地之母的原理
- 大女神的熱量
- 根源的生命力
- 蛇之火
- 軍荼利明王
- 破壞與生成
- 無氣力
- 姿勢
- 脊椎骨
- 安詳和生命力

根源的生命力是宇宙的震動之一，位於我們的脊椎裡。

其他的兩個震動都與外面的世界連接起來活動，在遇到人類這個個體後，就變成潛在身體內的生命力。

根源的生命力又叫做大女神熱量，是大地之母的原理。也可說是物質原理的震動，是產生物質界、現象界、生命界等現象的力量。

〈啊！西貝爾，大地的女神啊！諸神和人類的偉大母親呀！〉

（藍保詩集「太陽和肉體」）

根源生命力對我們人類非常重要，是不可或缺的力量，而使這個力量甦醒的是根源的生命力的瑜伽。長久以來，這套方法，一直被保密著，只有被選上的人，才能學到它。根源的生命力，別名蛇之火，象徵著密教粗暴、憤怒的神色，及一位將十二條蛇纏在身上的軍荼利明王。因為它具有破壞性的熱量，身心沒有準備而想控制它的人，就需靠呼吸法、手印、真言的集中，來使根源的生命力甦醒，否則就會因生病，發瘋自滅而亡。

由於它具有如此強烈的熱量，如果能將它訓練成功的話，就能成為我們的好朋友！

被稱為天才的人就常會覺得，內部要湧出根源生命力的衝動。那是因為它在體內有某程度的甦醒及活動，轉而化成創造力表現出來。

雖然他活用了根源的生命力，但他們的理性，往往會藐視其力量。所以，蕭邊哈維爾稱它為盲目生存的意志力。

偏重於智能的頭環型的現代人，都有將根源的生命力視為野蠻、未開化力量的想法，因此封閉了根源生命力。所以根源的生命力就永遠在睡覺，慢慢的成了意慾的減退。

保護根源的生命力上升的通路，就是脊椎骨。為了要有堅強的、創造性的、充滿生命力來生存的脊椎骨，日常的生活姿勢最重要。脊椎骨必須具有支柱般的強健，和隨意彎曲的柔軟，同時要有對極性質的物質界節奏。如果能使脊椎骨柔軟、幽雅，內部的腦脊髓神經也會得到安定，如此身心就能得到安祥，並湧出生命力。但要喚起根源的生命力需有冥想的心理準備才能引起。

使背脊的線條美麗

伸直背脊的姿勢 22

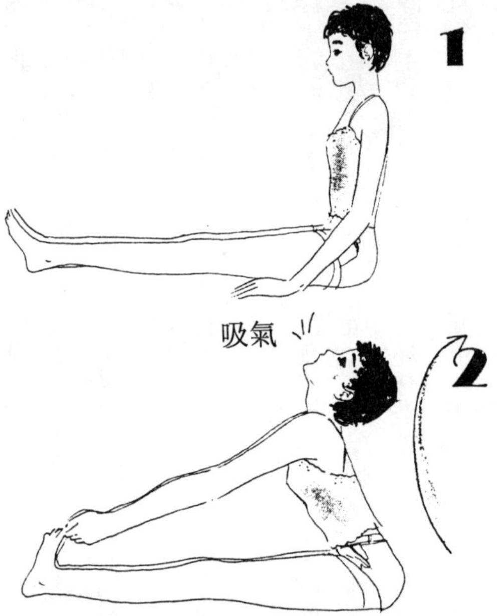

背影是會說話的，尤其是背脊。一個人的生活態度及對人生的態度，都能由此看出。它是無法隱瞞的。

■做法

1 雙腳併攏、伸直、坐下。

2 上身向前彎，抓住腳拇趾。膝蓋不要彎曲，把腳拇趾向上拉，伸直背脊、挺胸、喉嚨朝天，充分的吸氣。

◎**注意** 抓不到腳趾的人，盡量抓住腳脖子。

3 輕輕的吐氣，使上半身趴在腳上，伸腰，將肚子貼在腳上。

4 慢慢的繼續吐氣，把臉、胸、腹貼在腳上，手肘彎曲放於地板上，深呼吸後，靜止。開

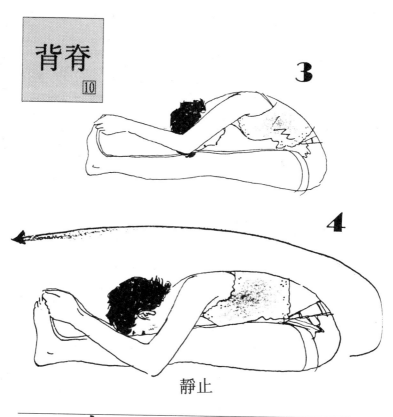

背脊 10

3

4

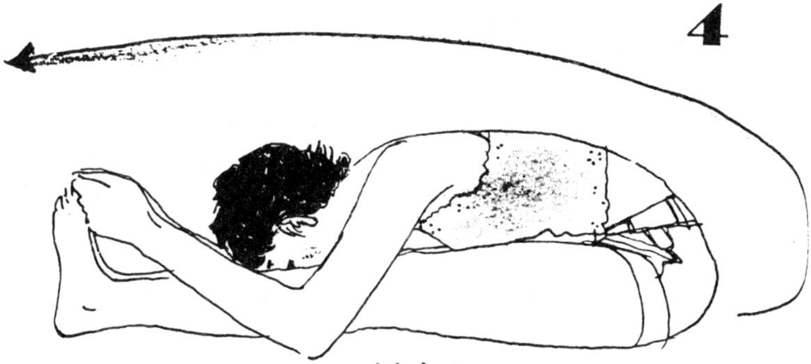

靜止

始十五秒，最終目標是六十秒的靜止。（一天延長一秒）

◎**注意**　膝蓋不要彎曲，伸直腳後筋，上半身不要彎成弓的形成。

5　輕輕的回到1。重複做三次。

■**忠告**　這個動作看似簡單，事實上，卻是會做得掉眼淚的困難姿勢。因此不要太勉強，或叫人壓著做。

■**效果**　使背脊、腰部伸直而變得較高。能返老還童，並解除焦慮。

治療駝背

拱門的姿勢 23

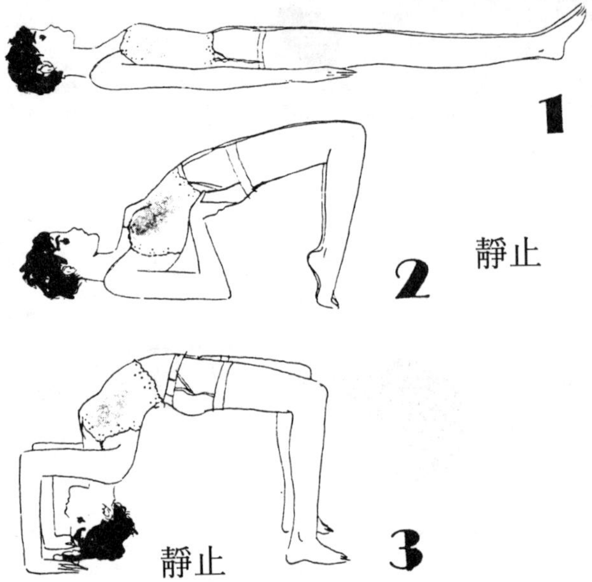

駝背會給人黯淡、陰森的感覺。且因為經常低著頭，也容易變得悲觀。這些人具有非建設性、否定的傾向。

■做法

1　仰臥的躺著，手心向下放於身體兩側。

2　做長的深呼吸，將腳跟靠向臀部，使腰抬起。在地板和腰形成的空間中放進雙手，手肘著地。用手支持腰，使腳跟更接近腰部。背脊和腰離開地板，腳跟舉起，下半身往上抬，用頭部、肩膀、手臂支持身體。

◎注意　先做到此，即可。

3　腳跟放下，以頭部、脖子、肩膀支持身體，如此彎著做自然的呼吸。放開手，手翻過來，手指向腳放在耳朵旁。用手心

背脊
10

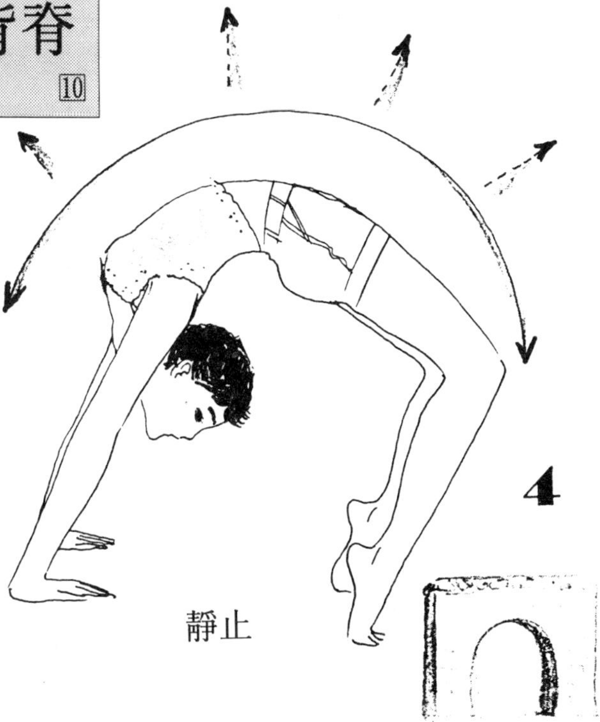

和腳支持體重，頭頂放於地板上，在此靜止。

4　吐氣，儘量把手臂和腳伸直，頭離開地板，腰部抬高，身體成反∩字，靜止十五秒，自然呼吸，再回到1。

◎**注意**　按照次序做到能做的地方，千萬不要背脊成一直線，而是要成∩字形的。

■**效果**

使背脊美麗，身體柔軟，臀部蹺起，治療經痛、腰痛、頭痛、耳鳴、寒症等。

增加身高

半月形姿勢 24

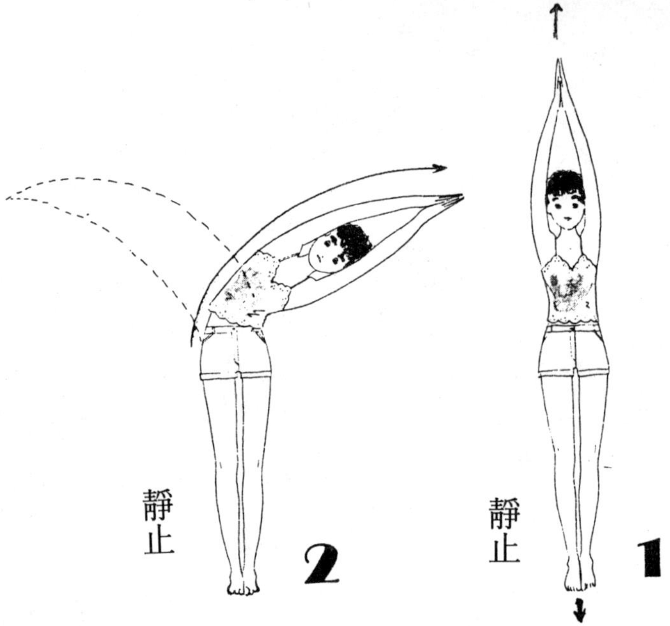

頭部、背脊、膝蓋的歪曲及閃腰治好後，身高自然會增加。

■忠告

除了這個姿勢外，前面所提的駱駝、弓狀、扭轉、拱門、伸直背脊的姿勢也要同時做。

■做法

1 站直，大腿、膝蓋、腳跟併攏、收緊臀部，一邊吸氣，一邊將雙手向上伸直，在頭上將雙手合掌。像要被拉到上面似的用腳尖站，儘量的伸直腰部。靜止十秒。重複做五次。

2 腳跟著地，一邊吸氣，一邊將上身向側彎，不要向前彎。到無法再彎處停下，靜止十五秒，自然呼吸。慢慢的再回到正面。右邊也是同樣的做法。交互做二次。

身高 11

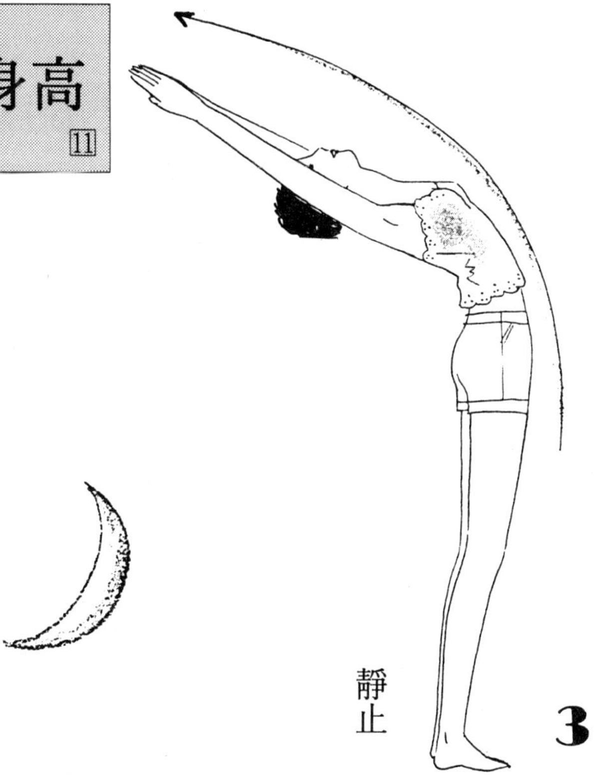

3　回到正面，一邊吸氣，一邊挺胸。再吐氣，後彎。靜止十五秒，自然呼吸。慢慢的再回到正面。重複做二次。

4　再一次，重複1的姿勢向上伸直，要有開朗及遠心性的心像。

◉**注意**　膝蓋不要彎曲，在腳拇趾上用力就能安定身體。

■**效果**　使腰變細、身材美麗、臀部蹺起。

手的環

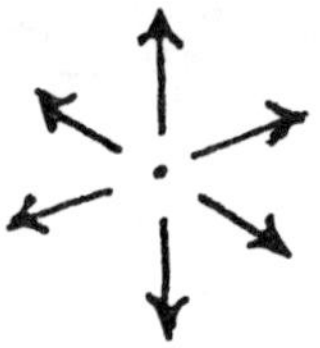

手心

- 遠心性、放射
- 基督的手
- 手心療法、預備療法
- 醫療
- 溫暖的震動
- 不是電池是通路
- 無限之力
- 快樂的氣氛
- 十公分
- 道具是手的延長

在手掌有一個與七個環不同性質的環。七個環，個個要攝取波長不同的震動，再歸納成這個環。像雷射光般的向外放射，其作用是遠心性的。據說，基督的手能替人治療疾病。這並非奇蹟，是我們任何人都能做到的，只是不去瞭解、不能活用罷了。但現在會預備療法及手心療法的人逐漸多了。

我們身上有疼痛或感到疲倦的部位時，會無意識地將手放在那個部位上。在治療疾病上叫做「醫療」，是最早的醫學手療法。

將手心放在身體疼痛部位上的治療法重點，是要知道「從手心放射出的溫暖的震動，不是根源自己的肉體」。在替他人治療疾病時，這個心像很重要，千萬不要把自己本身當做電池。那些以自己的肉體產生能力的治療家都很早就去世。

要知道肉體是虛弱、早死、有限的，想從有限的身體上發出超乎一般的熱量時，就會把生命用盡，變成在消耗自己的身體。

我們的身體並不是電池，是通路；不是發生震動的來源，是把這力量向心似的攝取，遠心似的放射，有出入口的通路。

因為身體只是通路，所以有無限的力量不斷地流入、流出。震動是創造宇宙的力量，即使到宇宙的盡頭，這個力量都不會斷絕。在氣的次元上就叫做愉氣，是一種很快樂、舒服的力量。

由手放射氣時，要去掉自我的□，變成空空的，與宇宙融成一體。治療病人時，也是如此，不要有隔閡，要有成為一體的心像，這是很重要的。因此在治療異性時，手要離開十公分，要不然會超過氣的次元，在肉體的次元上想要成為一體的性想法。

潘特拉瑜伽也有採取這種方法的門派，但我還是不勸你們做。

創造物質文明的是手的延長道具。因此手的潛在力量是無限的。

使手指變美麗

手印 25

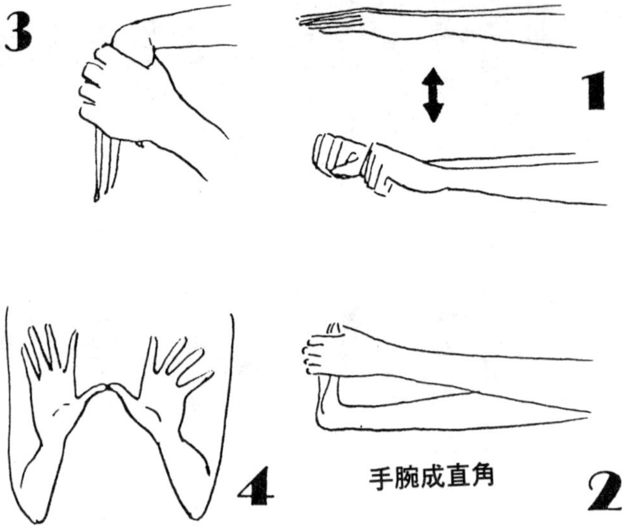

佛像的手有千差萬別的形狀，為的是要捕捉宇宙的力量，經由身體，再從手放出的關係。

■做法

1　伸直背脊，放鬆肩膀的力量，坐下，最好是蓮花坐（第一二八頁），半坐、安坐、正坐也可以。輕輕的將雙手併行舉到肩膀的高度，且與地板保持水平。

五指伸直，再將五指向內握緊，再伸直……，做十次。

2　手臂的高度保持1的形狀。右手腕向上成直角的彎曲。用左手抓住四指，向身體方向拉，但不要彎曲手肘，靜止十五秒，右手也同樣做法。

◎**注意**　不會做拱門的姿勢或容易感冒的人，更需要練習此姿勢。

3　與2相同，用左手壓著右手背，手腕向下成直角的彎曲

手 12

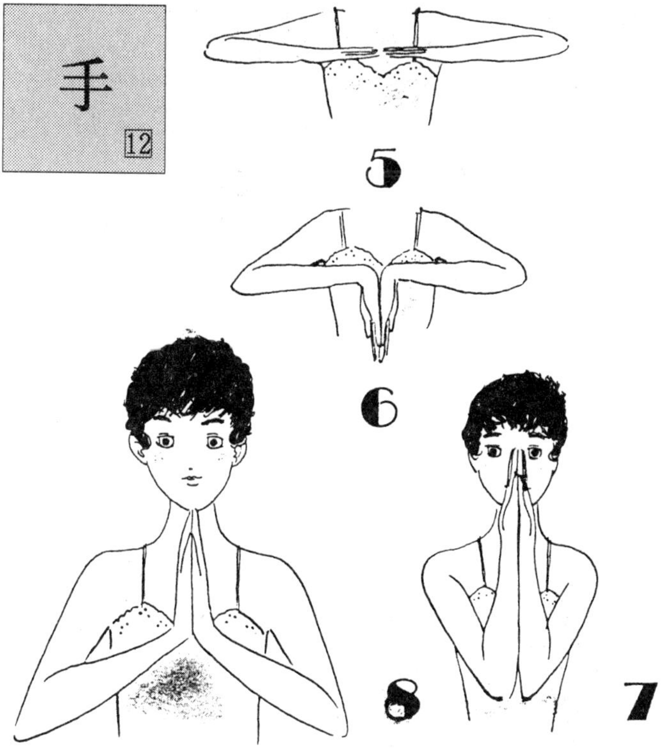

，靜止十五秒。左手也同樣做法。

4　雙手向胸部拉，儘量的張開五指，拇指要放在一起，從手心放出氣、十五秒。

5　輕輕的將手向內彎，兩手中指相對，手臂與肩膀同樣高度，十五秒。

6　手指滑下，手腕直角向下彎，左右手背相接觸、靜止。

7　手背與手指相接觸後，手腕向身體方向旋轉過來，手腕併攏、靜止。

8　手心翻過來合掌，十五秒。

■**忠告**

熟練的繼續做下去。

■**效果**

身體會變得健康、優雅，頭腦也轉得較快，並充滿生命力。

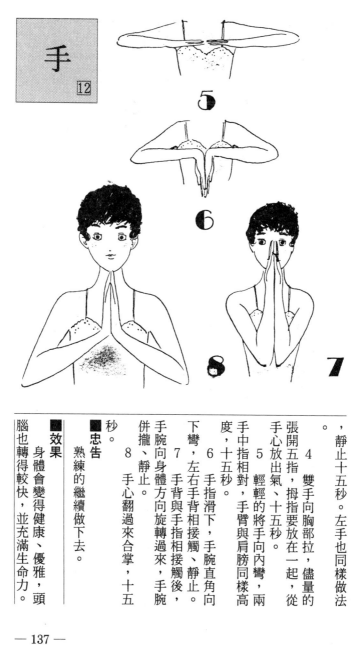

使手臂美麗

傾斜的蓮花姿勢 26

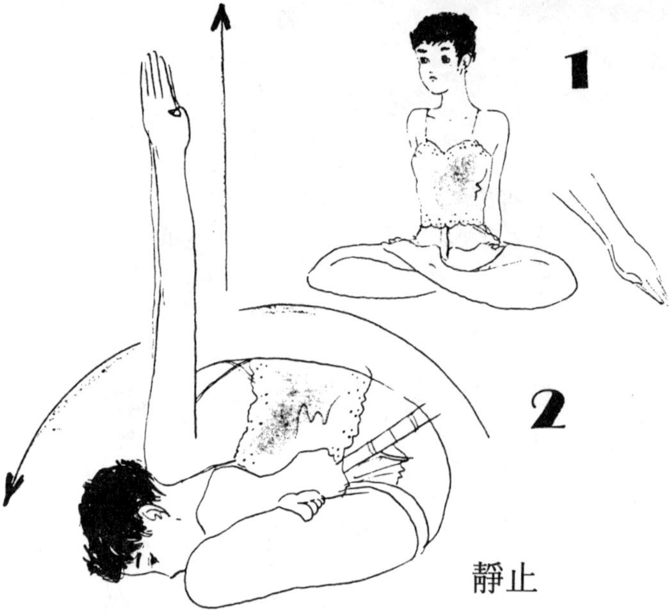

本來是男性獨佔的職業，漸漸的女性也能參與。因此，女性更需要有堅強的雙手，但如果手臂上肌肉凸出，就很不美觀。

■重點

蓮花坐（結跏趺坐）的手印的連續姿勢，須由前頁一直做下來，2和3都各有其獨立名稱的姿勢。

■做法

1 以蓮花坐坐下（第一二八頁），半坐亦可。手臂伸到後面，手心相碰，拇指交叉，手肘儘量往背內靠，使肩胛骨浮起來。

2 一邊吐氣，一邊慢慢的將身體向前彎，腰、背脊伸直，臉貼在地板上，使肩胛骨浮現。雙手舉起，指向天空。靜止三十秒。自然呼吸。回到1。

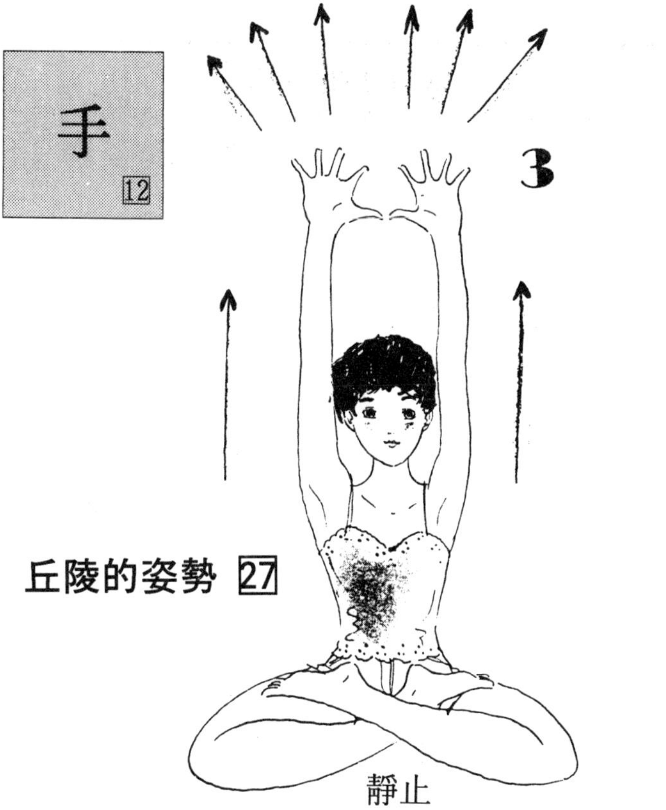

3　雙手放開，垂於兩旁，一邊吸氣，一邊從身體側面畫弧舉上去。在頭上，將拇指與拇指相接觸，成一直線。四指儘量的張開。

手臂繼續的往上伸，雙眼凝視正前方，靜止三十秒。自然呼吸。再輕輕的把手放下。

■忠告

心中要有手心能如雷達般的捕捉，接收宇宙震動的心像。

■效果

能培養集中力，精神容易安定，並充滿熱量和幽雅。

使肩線美麗

牛面的姿勢 28

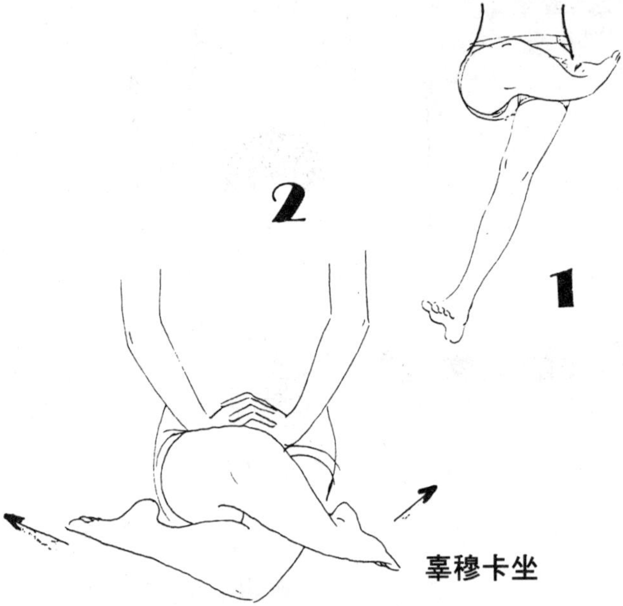

辜穆卡坐

有些人的肩膀非常的僵硬，因為它是慢慢形成的，所以都誤以為是正常的現象。因此有人說：「我不懂肩膀僵硬是什麼。」有此毛病的人，心情會很鬱悶不樂。

■**做法**

1　雙腳伸直坐下，右腳彎曲跨過左腳。

2　左腳也彎曲，兩腳緊緊的交叉，使右膝蓋、左膝蓋、鼻子都在同一直線上。兩隻腳脖子都需著地，並儘量的靠攏大腿。此坐法就是辜穆卡坐。

◎**注意**　令骨盤太開的人會覺得難受的坐法，但卻能減肥。

3　脊椎骨伸直，端正姿勢，左手臂慢慢的舉到上方，手肘彎下，右手肘也彎下靠在背脊上

肩部

13

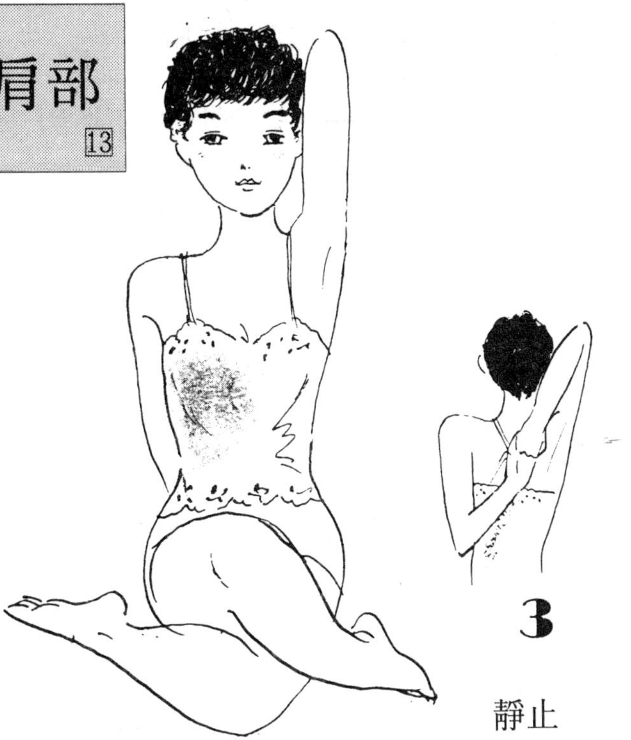

3

靜止

。雙手相握，身體不要向前彎，挺著胸，上下互相拉。靜止三十秒，自然呼吸。再換手做一次。把做得不好的一邊，再重複做一次。

■忠告

大多數的人都會有一邊的手抓不到，這是由於每天生活習慣的關係，而使得肩膀變得一高一低的。只要每天做此姿勢，你依然可以做到的！

■效果

治療肩膀僵硬、挺胸，並使精神清爽。

變成可愛的肩膀

公雞的姿勢 29

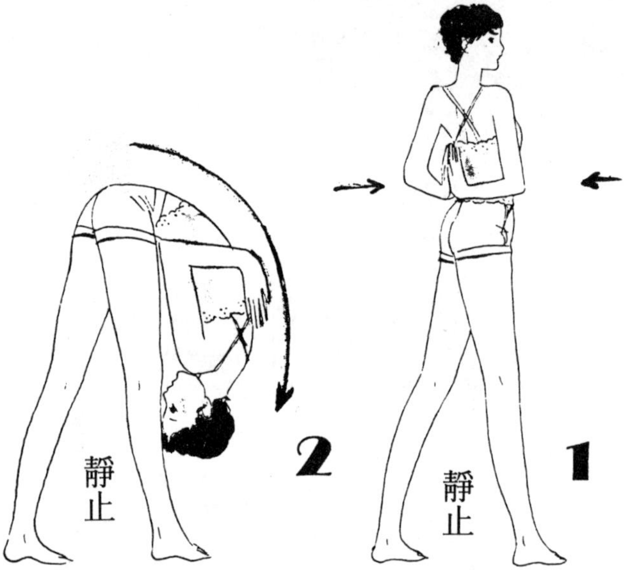

「肩膀用力！」只有心在著急，肉體卻一點也力不從心，身和心兩者均無法配合，如果這樣繼續下去，會有自律神經失調的現代病。把你的肩膀力量放鬆，輕鬆的做此姿勢。

■做法

1　背脊伸直，站立，右腳向前伸出三十公分，挺胸。輕輕的將手拿到背後，小指和小指接觸，拇指和拇指再接觸，然後整個合掌。兩手肘要成一直線，左右手互推，小指貼在脊椎骨上，挺胸、靜止，自然呼吸。

■重點

手在背後合掌，彎成直角旋轉過來，就比較好做。肩膀較柔軟的人，可以將手肘、手腕彎曲，拿到背後合掌。

肩部

13

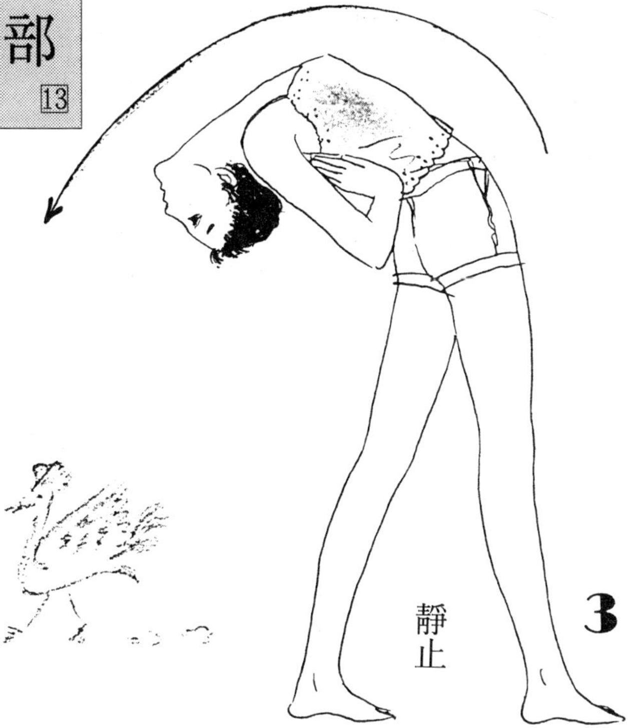

2　一邊輕輕的吐氣，一邊將上身向前彎，臉貼在膝蓋上。靜止三十秒，自然呼吸。膝蓋不要彎曲。

3　一邊吸氣，一邊慢慢的恢復上半身，回到1，再吸氣，胸部向後彎，以合掌的手推脊椎骨。一邊吐氣，一邊把頭向後彎，凝視天花板，靜止十五秒，自然呼吸。再輕輕的回到1。另一腳也同樣做法。

■效果

能去除背脊的贅肉，治療肩膀僵硬和駝背，對自律神經失調症亦有效。

腳的環

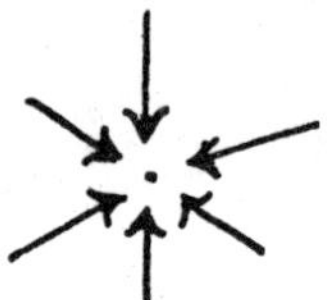

腳底

■向心性的、吸收
■不著地的腳掌心
■根的前端
■地磁氣
■大地之母
■地中的化學實驗室
■物質界的構造
■原子構造
■⊙
■赤腳
■生命力
■踩竹片

在腳底和手心同樣有一個與七個環不同性質的環。它的方向和手心放射式的遠心性正好相反，是向心性的吸收震動。

腳底是我們紮根於大地的玫瑰根的前端。植物的根是向著地球中心伸下去，吸收大地之母的養分。我們的腳底也是向心性的吸收巨大磁鐵塊的地球，所放射出的地磁氣。

地球是個特殊的星球，其他太陽系的行星都有氫氣（H）、氧氣（O）、碳氣（N），除此之外，再也沒有像地球擁有這麼多元素的星球了。

在地球的內部有一個「化學實驗室」，製造出很多的元素。但是像蔓藤花紋，那麼複雜地織出多樣的物質的元素，其本質是很單純的。

回想原子構造性質完全不同的金、銀、鐵等，只不過是旋轉在原子核周圍的電子數差異罷了。因此把外圈電子構造相同的叫做同族元素，其性質也就很類似。「那些不構成生命的元素」＝碳素＝有機物界之王，和無機物界之王＝矽素，在最外圈都是有四個電子的同族元素⊙。

充滿多元性類似分裂的物質界，在地球內部的實驗室內，是以電子附著在一起或分離的單純構造做為基礎。

地球的震動就像正燃燒的熔礦爐的火焰，是物質粒子的力量，即生命力。

腳底是將地球之母的物質根源力和地磁氣一起吸收的環。尤其是向著大地彎成向心性的∩字形，腳心就是最重要的部分。

疲倦，或缺乏生命力時，打赤腳踏在草坪上、沙灘上或踩竹片，你就會感到很舒服並充滿生氣，那是因為不著地的腳掌心被刺激的緣故。

做功課或工作後，腦部疲倦時，踏一踏、踩一踩腳掌心，即可消除疲勞，湧出靈感。所以扁平足容易感到疲勞，走起路來非常的辛苦，且生命力也弱，應該要好好的鍛鍊腳心。

「生存在地球上」的我們的生命體，就是以腳底和大地之母接觸。很多人常有穿上鞋子就能和大地絕緣的文明錯覺。

在假期或私人的時間內，儘量的打赤腳。穿木屐對腳也有好處。據說在瑞士的高原療所內，有一位被宣判為癌症的男病人，只有做腳的日光浴，後來竟完全康復的事實！

使腿的曲線美

山的姿勢 30

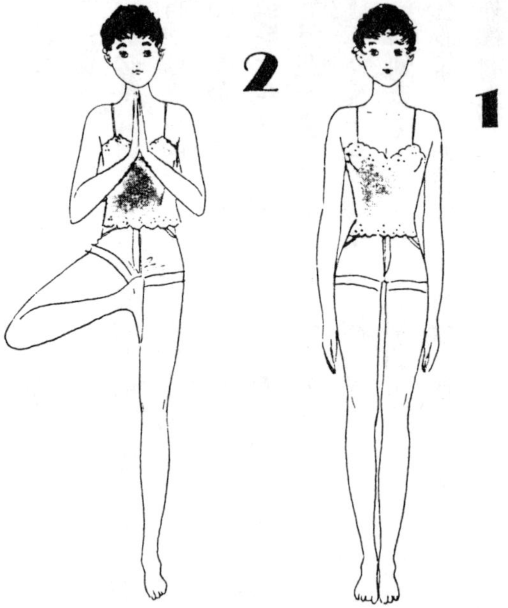

我們東方女性對身體上最沒有信心的部位是腿，而男性最先注意的地方，聽說正是腿。

■**做法**

1　腳尖併攏，手臂自然在兩側，腰部伸直，肩膀力量要放鬆。

山的姿勢

2　體重放在左腳、站立，右腳彎曲，右腳心貼在左腳內側，往上滑至膝蓋上。用手抓住右腳往上拉，右腳跟貼在左大腿內側的頂處。腳底順著大腿內側往下貼緊。

右腳儘量往旁邊打開，右膝蓋則完全的向橫側。

左膝蓋伸直，腳拇指用力，保持身體的平衡。雙手在胸前合掌。

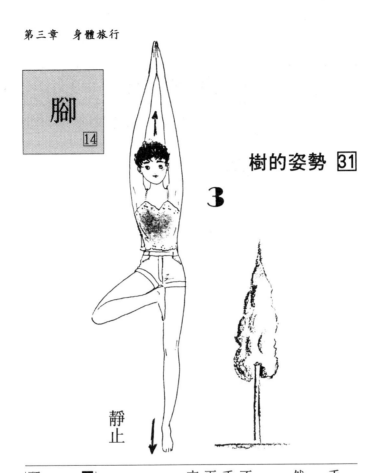

腳 14

樹的姿勢 31

3　輕輕的吸氣，把合掌的手，經過臉前，高高的伸到頭上。脊椎骨也要拉上去。靜止、自然呼吸，三十秒以上，最好能做一分鐘，越久越有效果。

如同森林裡的一顆樹，保持不動的姿勢。一邊吐氣，一邊把手放下，右腳放下，放鬆自己。再換一隻腿做同樣的姿勢。左右交互做二次。

■效果

去除大腿贅肉，治癒X型腿、O型腿，使身材美麗。並消除頭腦的疲倦，培養集中力。

使腿變得修長

豎立的蓮花姿勢 32

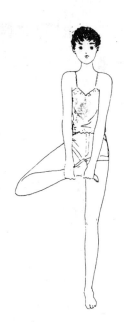

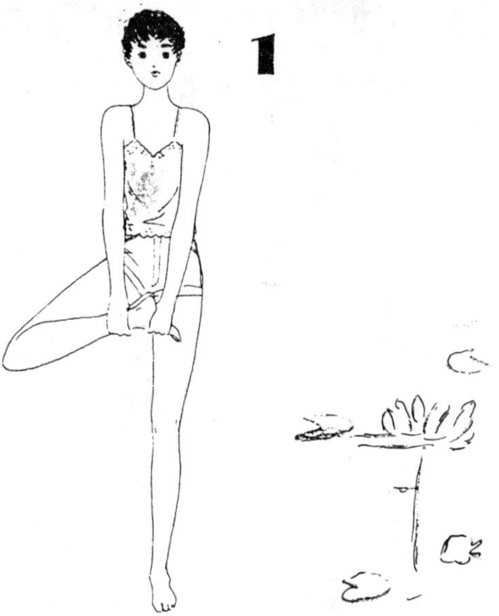

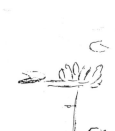

腿部修長的外國人，腰部也都較高，因此對蓮花坐和正坐感到非常的害怕。

■做法

1 腳尖併攏，挺胸，放鬆肩膀的力量。伸直腰部，重心放在左腳心，左腳拇趾用力，只用單腳站立。

右腳彎曲，用手將右腳脖子拉上來，固定在左大腿的基部，腳心要向上。

這就是豎立的蓮花姿勢。

2 雙手在胸前合掌，將合掌的手指放於鼻下。脊椎骨伸直、挺胸。

靜止一分鐘，自然呼吸。再換腿來做，右腳同樣的豎立。

◉注意 覺得快倒下去時，腳拇趾用力，使其平衡。

腳

14

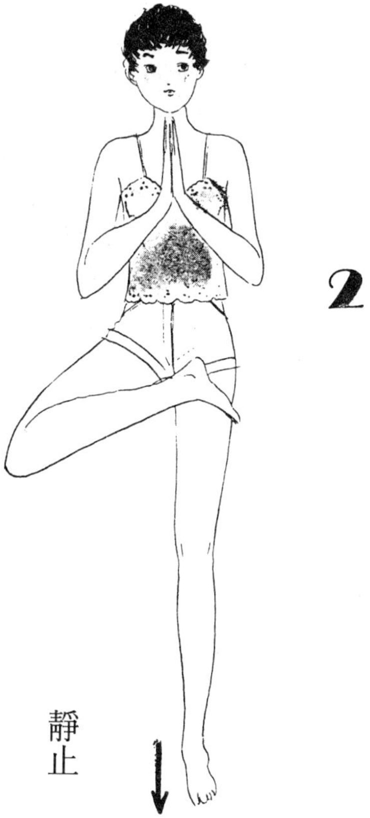

從腳拇趾以上的線條就會修長。

單獨站立的膝蓋不能彎曲。

■重點

彎曲的腳後跟要掛在基部凹處，如此就能固定身體。

■效果

使腿顯出曲線美，身材變得優美。並培養平衡感，使心中平靜充滿優雅。若在工作或作功課前做此姿勢，身心就能統一，產生集中力。

使大腿變細

直角的姿勢 33

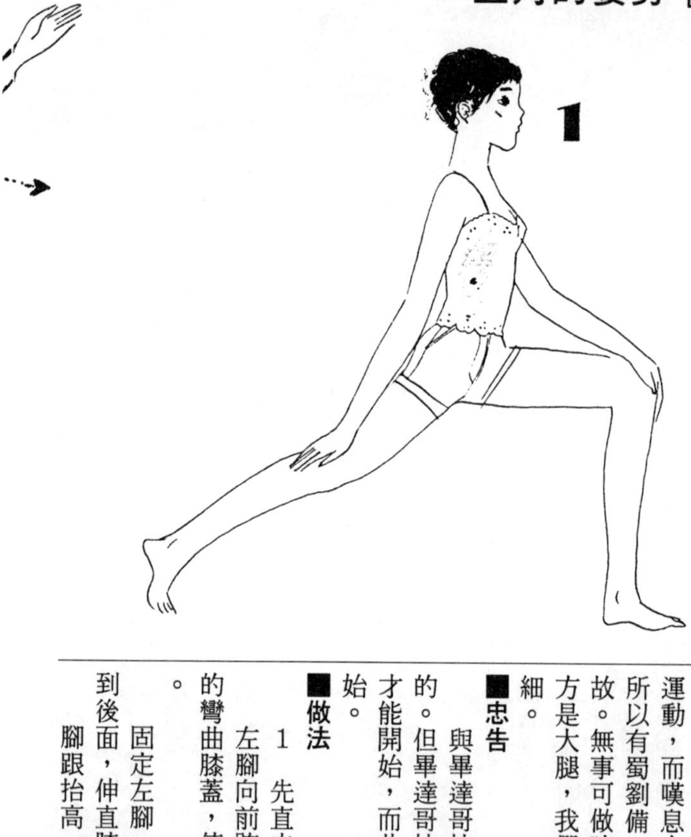

1

長久不上戰場，就會因缺乏運動，而嘆息大腿的肉太多了。所以有蜀劉備「脾肉之歎」的典故。無事可做時，最先長胖的地方是大腿，我們要使它慢慢的變細。

■**忠告**

與畢達哥拉斯的姿勢是相似的。但畢達哥拉斯的姿勢要坐下才能開始，而此姿勢站著就能開始。

■**做法**

1　先直立。

左腳向前跨出一公尺，直角的彎曲膝蓋，使大腿和地板平行。

固定左腳，輕輕的把右腳拉到後面，伸直膝蓋。

腳跟抬高，伸直後腳筋。

腳

14

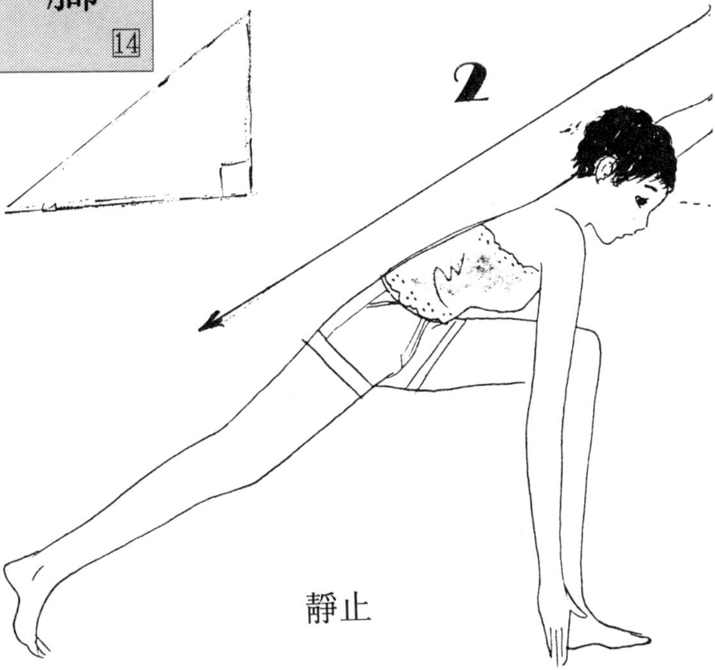

2　一邊吐氣，一邊將脊椎骨伸直，上身向前彎曲。左手靠著左耳向前伸直。手指、頸脖子、背脊、膝蓋、腳脖子要成一直線。臉稍微往下，眼睛看著前方。右手放下靠在左腳旁，手指著地，靜止三十秒，自然呼吸。回到1，右腳亦同樣做法。

■重點
腰不要放下，不要彎腰，用大腿來支持上半身。

◎注意　與直角彎曲的腳同邊的手，要伸到前方。

■效果
能顯出腿的曲線美，使身材美觀，防止增胖。

使膝蓋美麗

白鷺鷥的姿勢 34

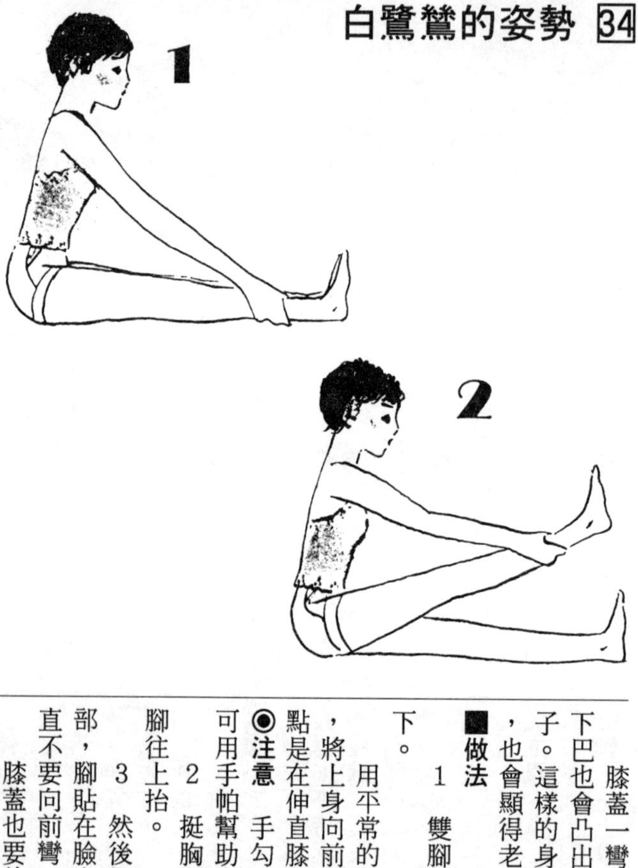

膝蓋一彎，腰就會向前彎，下巴也會凸出，像是很疲倦的樣子。這樣的身材，即使是年輕人，也會顯得老態龍鍾。

■**做法**

1　雙腳向前併攏、伸直坐下。

用平常的呼吸，伸直脊椎骨，將上身向前彎抓住腳脖子。重點是在伸直膝蓋。

◉**注意**　手勾不到腳脖子的人，可用手帕幫助自己。

2　挺胸吸氣，將伸直的右腳往上抬。

3　然後把腿慢慢的拉到胸部，腳貼在臉上。吐氣，腰要伸直不要向前彎。

膝蓋也要伸直，靜止三十秒，自然呼吸。

腳 14

3

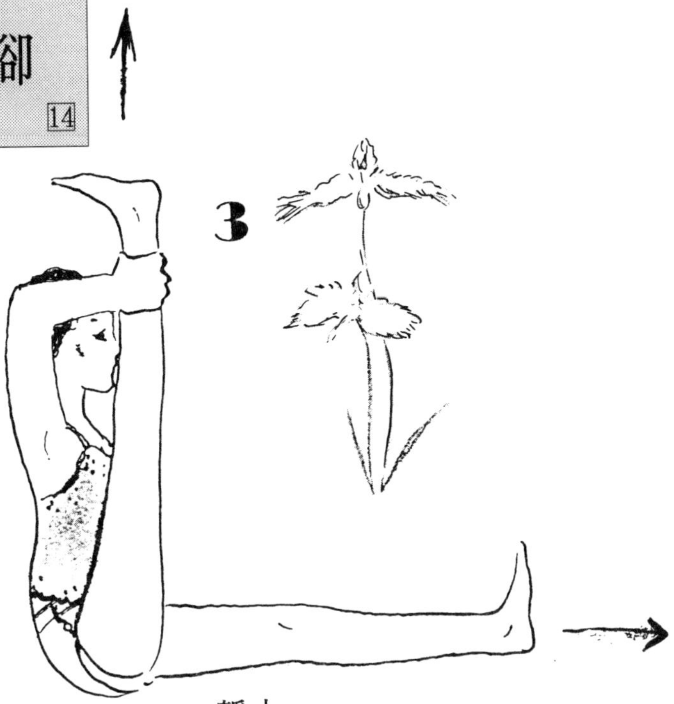

靜止

◎**注意**　如有要抽筋的感覺，就用力伸直後腳筋。

■**忠告**

這些都是非常痛苦、困難的姿勢，若腳碰不到臉，不要彎曲膝蓋，一樣保持直線，但以臉去碰腳。

4　輕輕的放下腳，回到1。左腳亦同樣做法。左右交互做二次。

■**效果**

能使膝蓋伸直，增加身高，顯出腿的曲線美。消除靜脈瘤及腿的疲倦、神經痛、風濕症。

使小腿縮緊

三角形的姿勢 35

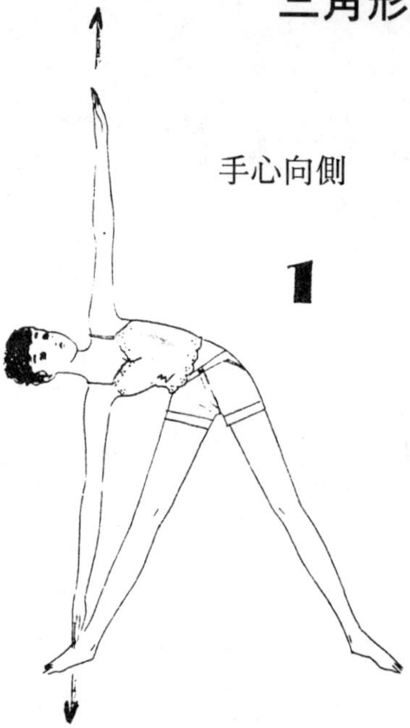

外國女性的大腿很粗，但膝蓋以下的小腿卻很細，因此適合穿短一點的裙子。而東方女性大腿雖沒有外國女性那麼粗，但小腿卻是蘿蔔腿，因此要穿及地長裙，或長褲。

■做法

1　鈞鈎的姿勢（第一〇六頁），是將雙腳打開站立，一邊吸氣，一邊將雙手與地板成水平。再一邊吐氣，一邊將上身彎到右邊，不是向前彎，而是拉直側邊肌肉的彎。

彎到右手指碰到腳而成一直線。眼睛要看指著天上的手指。

2　把向著側面的兩手翻過，向著正面。

一邊吐氣，一邊慢慢的將與手相碰的腳彎曲成直角。身體的

腳 14

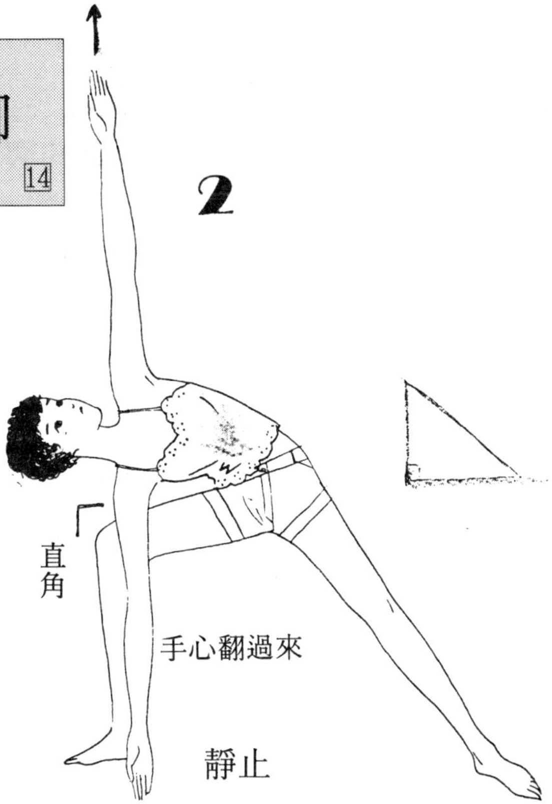

上半部要更向側彎，但腳不要動。

手指接觸到地板後，就要彎腰、靜止。眼睛凝視伸到上面的手指。三十秒，自然呼吸。

■重點

把重心放在直角彎曲的右腳上，意識集中在大腿和小腿肚上。雖會有一些疼痛，但另一隻腳也要伸直。

3　輕輕的回到1，看著正面，成一個大字形，再向左邊彎，做同樣的姿勢。左右交互做三次。

■效果

使大腿、腳脖子、腰部變得細小，身材美麗、修長。

使腳脖子變細

鳩的姿勢 36

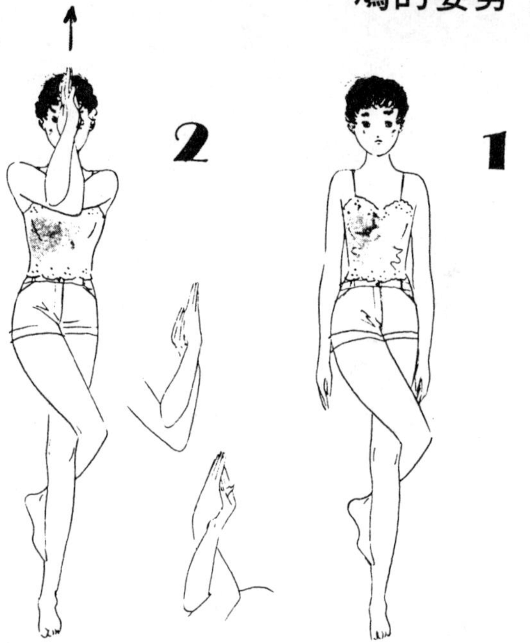

雖然小腿粗，但是腳脖子細的話，看起來就是健康且富魅力的樣子。細的腳脖子就是運動的證明。

■做法

1　腳趾併攏直立，重心放在左腳。右腳伸到前面，膝蓋彎曲，交叉盤在左邊的大腿上。再把右腳纏在左腳上，右腳脖子向左腳彎曲，掛在左邊小腿肚上的腳尖要向前纏緊。只用一腳站立，腳拇趾用力使身體平衡。

2　兩手肘彎曲，用左手做上面的姿勢；雙手互纏，手背相對貼緊，豎立在臉的正面。用這個姿勢來安定、平衡身體。

3　將上半身慢慢的向前彎，胸部貼在大腿上，眼睛注視著手指，深呼吸，十五秒以上。一

腳 14

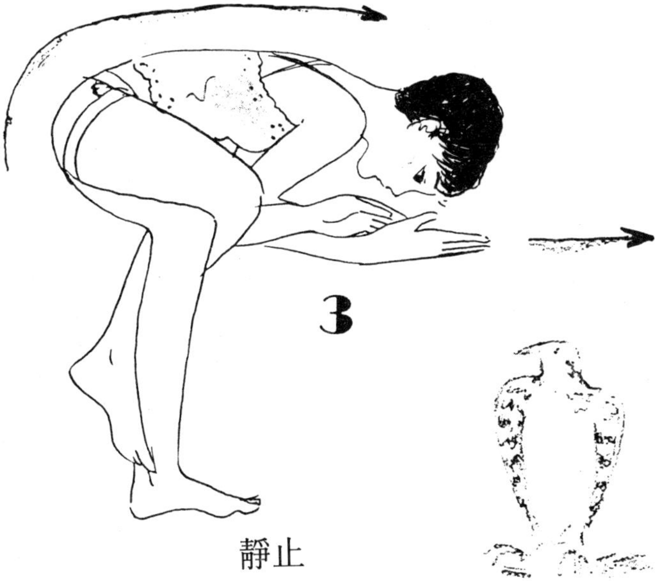

直練習到三十秒為止。

4　慢慢的恢復到2、1。將手和腳解開，站立著休息。再換腳來做，左右交互做二次。

◎**注意**　要先練會1的姿勢。

■**忠告**

平常坐在椅子上時，雙腳就互纏，如此練習較快學會。

■**效果**

使腳脖子和小腿變細，治癒O型腿，消除肩膀的僵硬。

天體環

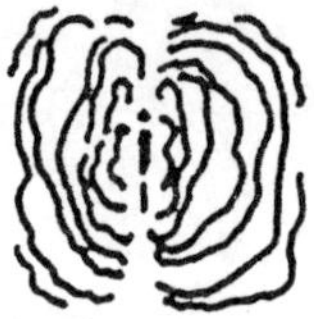

全身

- 微妙的流動
- 閃爍著光輝
- 氣光
- 氣氛
- 第二身體
- 震動體
- 感情之體
- 昇華
- 環
- 精神

按照「路線」，順著螺旋式的樓梯而上。每天持續的做肉體旅行，你的體內就會感到有一種與血液、神經不同，但更微妙的流動。這就是氣的流動（若是真想感覺的話，就用直徑二厘米，深一厘米做成的可愛圓皮鍼，刺在手、腳的三里穴內，保持一天，你就能感覺到溫暖的、微妙的流動在全身循環）。

前面所說的氣的流動，就像眼睛無法看到的花邊網，密集的分佈在體內，並且約有一公分到十公分（平均三公分）露出肉體外面，這就是氣的放射。

敏感的人有時會感到有閃爍的光輝，這就是氣光。

氣光是你的肉體放射出的無意識氣氛，而我們則是被氣包圍起來的。

把肉體當做第一身體，而在肉體外搖晃如紗似的將你包圍的氣，就是第二身體。它不是粒子的，而是波動的身體，震動體。

氣光又稱為生體熱量，從植物、礦物、地面……等物體上也都在散發著氣光。蘇俄的奈利安夫婦，就因曾以高週波的電磁波拍攝出照片而著名。這個氣光，就是生氣、活力。

可是在我們肉體的外邊，還有更廣大的身體。

這叫做天體，是感情、願望的波動，就好像是搖動者的紗簾，把我們包圍其內。或許你認為沒有人能看得見，可是就有人能夠看見。因為它的的確確向著我們身體的外側震動放射出去。如果你想要把它封閉起來，將心上了鎖。那麼心的熱量就會受到壓迫，這個震動體就會更強力的將它包圍起來。

因此除身體以外，我們更需要有一顆正直而漂亮的心。所以不要控制感情，不要讓下面的環把心的熱量擒獲。讓它一個一個地向上發展吧！心的熱量是不願被封閉的，它想要盡情的發揮！

天體的中樞是環。包圍天體環的最大震動體是知性的、理性的精神體，具有控制欲望的力量。要想運用控制這個環，就需讓精神睜開眼，而冥想就是必備的方法與手段。

使身材美麗

白天鵝的姿勢 37

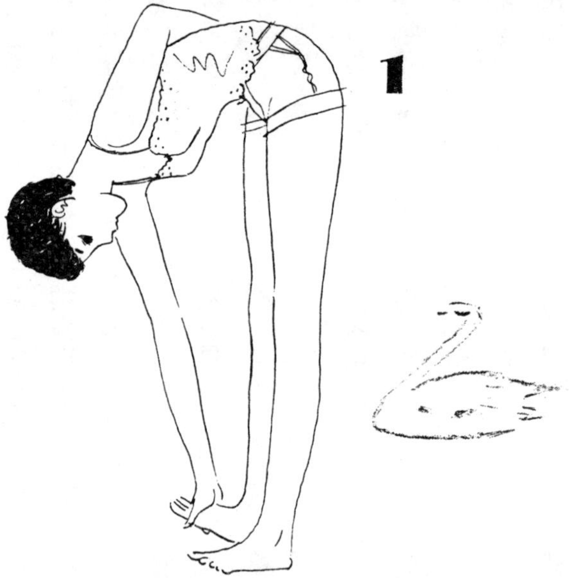

有的人減肥以後反而變醜，有時候甚至像個巫婆。那是因為肌肉的分配及長相、姿勢怪異的緣故，並不是只要變瘦就一定好看。

■做法

1　併腳站直，左手臂順著腰滑下、固定。

慢慢的呼吸，輕輕的把上身向前彎，膝蓋不要彎曲。從小指頭處用右手抓住右腳。

■重點

不要像老太婆一樣彎著膝蓋撿東西，抓著小指邊的（＝腳的外側）手拇指，把腳拇趾（＝腳的內側），向外壓，並伸直腳的內側。

2　單腳站立的膝蓋和抓住的右腳膝蓋都要伸直。一邊吐氣

全身 15

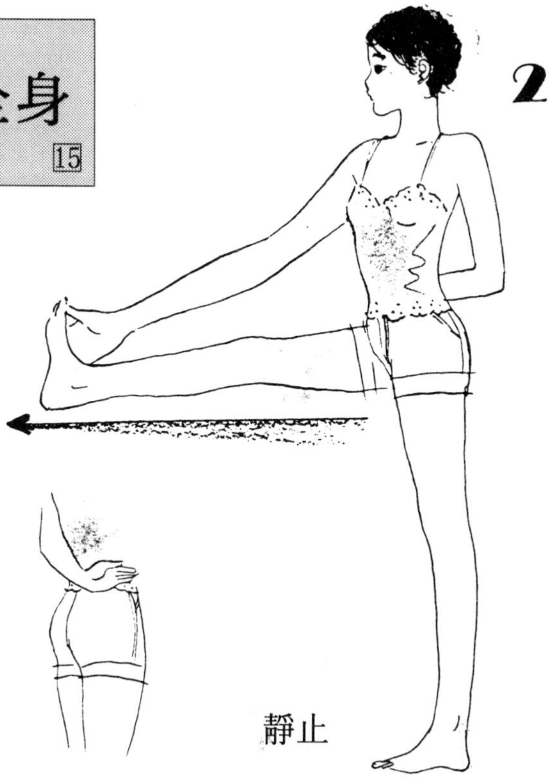

，一邊將右腳向上舉。

左右腳要成直角。脊椎骨、腰部、膝蓋要伸直。挺胸、靜止、眼睛凝視前方，三十秒到一分鐘，儘量保持長久。自然呼吸。輕輕的把腳放下。左腳也是同樣的做法。左右交互做二次。

◎**注意**　站不穩時，腳拇趾要用力。

■**效果**

使腿修長、縮緊細腰，挺起胸部，並去除贅肉，能減肥。

使身材勻稱

T字的姿勢 38

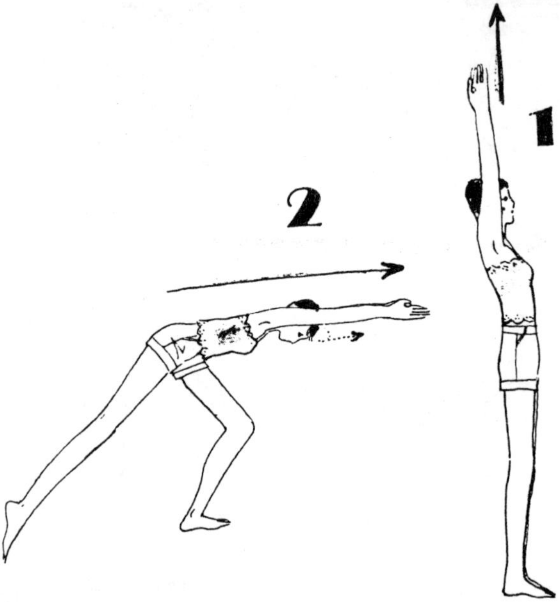

有些人因自己個子矮小而覺得自悲。其實嬌小玲瓏的人，如果身材勻稱，給人的感覺，就像是在欣賞一件小型藝術品一樣，既高貴又可愛。

■**忠告**

從樹的姿勢（第一四七頁）連續做下來，對腿的曲線美及身材更有幫助。

■**做法**

1 在頭上將雙手合掌，拇指交叉，左右手靠攏。

伸直背脊骨站立，挺胸，慢慢的將身體往上拉。

2 慢慢的呼吸，左腳彎曲，伸向前面。身體向前傾斜。

3 背脊與地板成水平（如圖）。從手到腰部要成一直線。體重放於彎曲的左腳上。一邊吐

全身 15

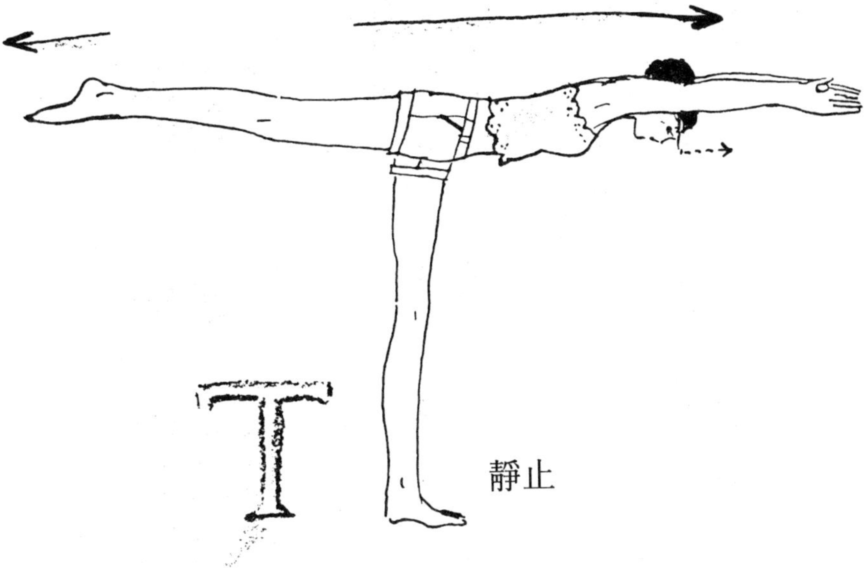

氣，一邊慢慢的提高右腳。

　手指頭與腳趾頭成一直線。如此就是一個T字形了，靜止三十秒，自然呼吸。輕輕的回到1。換腳再做。左右交互做兩次。

◎**注意**　手心要貼緊，不要成イ字形。對著鏡子做，搖晃時腳拇趾用力即可穩住身體。

■**效果**

　使身體勻稱，腿變得修長，臀部會往上蹺，並去除贅肉，有減肥的作用。

沙哈斯拉拉環

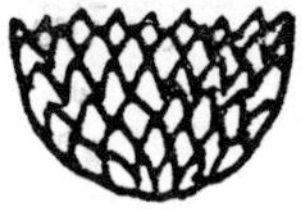

頭部

- 頭的天邊、百會
- 圓屋頂內的寶石
- 梵之座
- 宇宙意識
- 沙哈斯拉拉和阿那哈塔的結合✡♡
- 大宇宙和小宇宙的調和
- 藍保、穆罕默德
- 震動
- 生物時鐘
- 殘酷和溫柔

☯ 對極
模那拉拉環

沙哈斯拉拉環，位於頭頂中間的下凹處（此處為百會）向下延長的內部，被頭頂骨的圓頂保護著。在腦內的寶石就是沙哈斯拉拉環。這個寶石可以顯示宇宙開啟的秘密。

沙哈斯拉拉環別名「梵座」。被大地把原理和因果束縛的人類，在此卻充滿了大宇宙調和的宇宙意識光之焦點。因此它又象徵著「無知和幻想的破壞者」——濕婆（破壞之神）的住所。

此環被開發後，流進宇宙的意識，並和阿那哈塔環結合，原則與真心會趨於一致，且由衷的希望大宇宙和小宇宙能夠調和。

此種體驗狀態被發現後，稱之為默示、啟示（Revelation譯成「快樂的哀愁」）或天啟（Illumination譯成「飾畫」），也算是一種大徹大悟。

藍保後來又到印度去請教瑜伽的老師，繼續練習冥想，並將精神的旅行，表現在「蓮花的傳說」一連串的作品上。藍保是冥想的見證者，他早在十幾歲時就把這種過程，用詩歌表現出來。後來為了將它活用在現實上而到阿拉伯經商。

阿拉伯的穆罕默德則是經常在洞內冥想，受到天啟，就開始說著阿拉的語言。在伊斯蘭教商人來說，宇宙的意識是藉由他的口以語言說出。因此至今，還是每天日出、日中、日落三次在尖頂上，向著高空朗頌。其聲音的震動和古阿拉伯語相似。在回教國家中，這是每天必做的事情，已成一種習慣。想必藍保也是如此的生活吧！

世界最古的文獻之一，印度的「吠陀」經典，是西元前十世紀時天啟的聖典，也是瑜伽的聖典。

沙哈斯拉拉環支配著松果腺。有「生物時鐘」之稱，控制著我們身體的節奏，反應出光明和黑暗，因此天黑了自然會想睡覺。松果腺也控制著生殖器的發育，如果這地方失調，動物就會整年的重複交配。

此環就是支配增加智能、知識的頭腦。如果花的部位非常發達，但其對極的根環不發達時，就會變成一個大頭且愛講道理的人。

頭腦容易被對極的模那拉拉環的野性生命力壓倒，因此兩者不喜歡結合。頭環喜觀機械性、數字的世界及無生命的東西，故易流於殘酷。因此要注意全體性的調和。

使大腦清晰

畫弧的姿勢 39

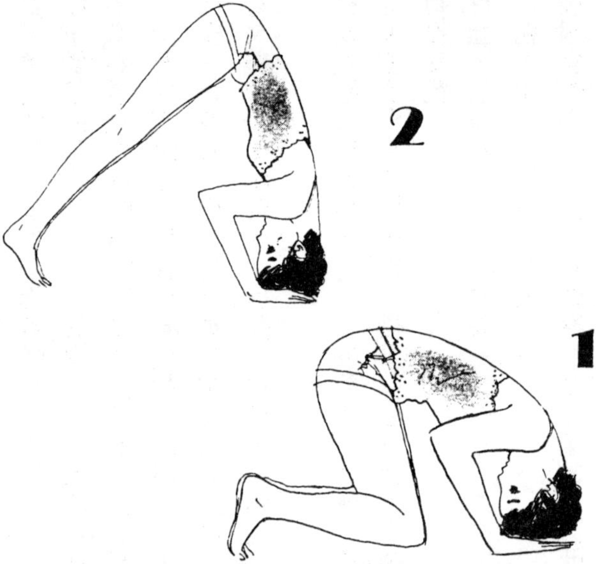

好，腦子混亂的話，情緒會很不減半，魅力會消失、吸引人的力量減半，動作也會變慢。

■**重點** (a)頭頂中間著地，刺激百會的沙哈斯拉拉環，使全身甦醒。

(b)併攏在臉正面的雙腳，當做時鐘的針，從六點處走到三點處，靜止，再回到六點，走到左邊的九點處。

◎**注意** 鞭打症、心臟病、高血壓患者，不要做此姿勢。

■**做法**

1 正坐，就像行跪拜禮時，將腰部輕輕的提高，伸出脖子。天庭置於地板上，手心放在耳朵下的地板上，以頭頂和兩手來支持上半身，因此身體要穩。腳跟要舉起。

頭 16

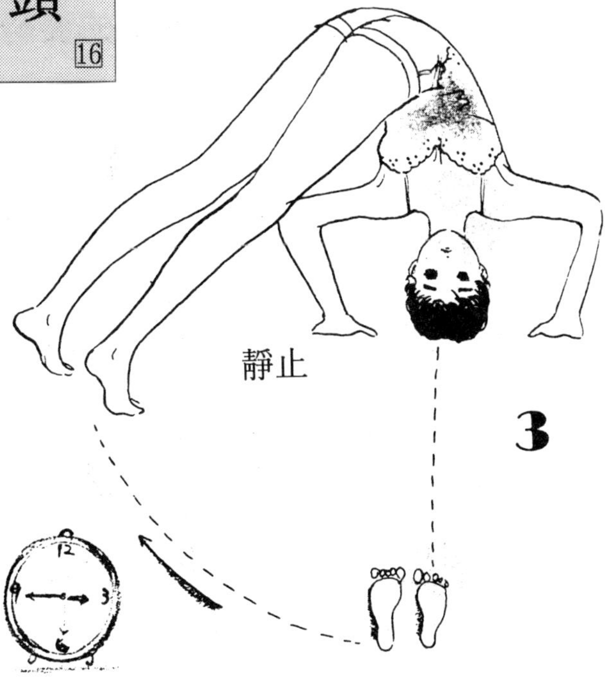

2　頭、雙手先行固定。腳尖用力一邊吐氣，一邊將膝蓋伸直。腰部提高，使全身成∧型。腳的位置不動。

3　自然呼吸，像一個四分之一的圓形，向右邊走到手的位置，做到能做的地方停下，靜止，自然呼吸，十五秒。再慢慢的回到2。左邊亦是同樣的做法，再回到2。輕輕的放鬆自己，休息。

■效果

使頭腦清晰，恢復精神，臉部表情生動。肌膚會有光澤，消除眼睛的充血及臉部浮腫。

造出知性美 I

頭立的姿勢 40

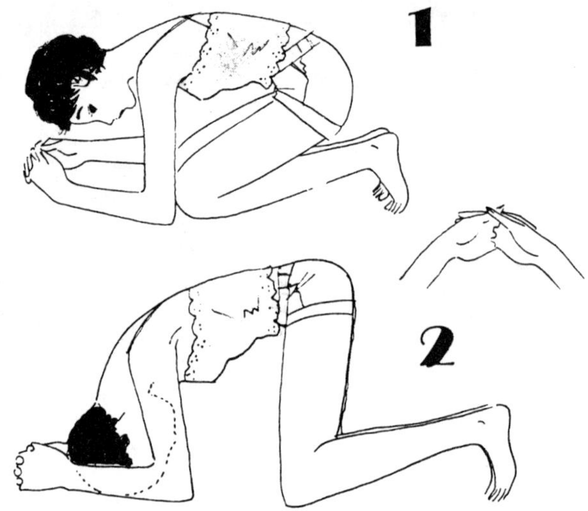

剛開始練習瑜伽的人，最想做的就是這個姿勢。如果身體某部分不正常，做這個姿勢就很危險，因此這姿勢被稱為靜坐之王，有其絕大的效果，但也是一把雙刃之劍。若是你做頭立的姿勢是踢著地板，靠著牆壁而倒立的話，就不要做了。因為你的身體還沒有準備好。這個姿勢是將全身重量放於脖子上，細細的脖子要支持四十幾公斤以上的體重，若頸椎骨異常的話，會使連在頸椎骨上的胸椎骨、骨盤也發生異常；膝蓋、腳脖子、腰部、脊椎骨異常的人頸椎骨也會不正常。

■忠告

膝蓋、腳脖子異常的人，先做鷺鷥和天鵝的姿勢，再學開腳及拱門的姿勢後，才能做這個姿

頭 16

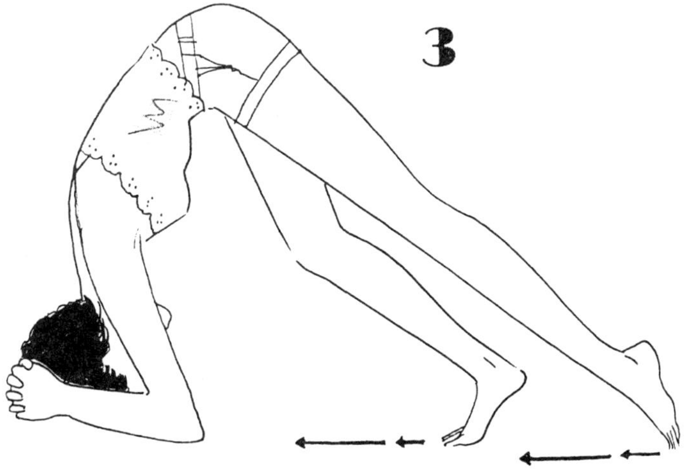

勢。

◎**注意**　心臟病、高血壓、鞭打症患者絕不能做此姿勢。

■**做法**

1　腳尖著地跪下，雙手手指交叉，手心向外打開（用手心包住頭）。手肘打開如肩寬，手臂、手肘著地成三角形，牢牢固定在地板上。

2　頭頂放於三角內，用手心包住頭，慢慢的提高腰部，再慢慢的伸直膝蓋，使全身成∧型。

3　牢牢的固定頭部，膝蓋伸直。輕輕的，以十公分的步距向頭部走二步。到下半身處停下，往空中抬起。

造出知性美Ⅱ

頭立的姿勢 40

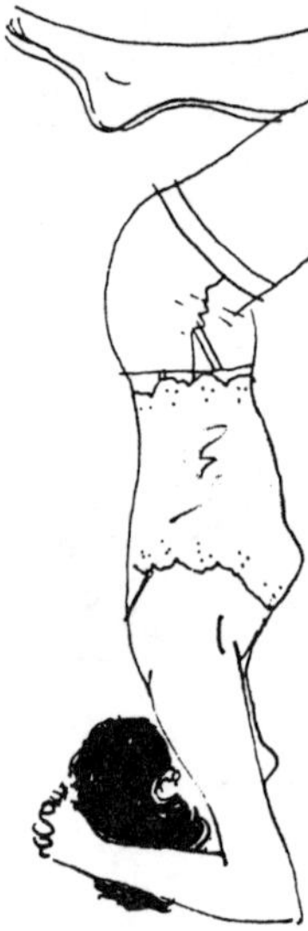

4

靜止

你有沒有下半身浮在天空的感覺呢？如果沒有，就是沒有做好這個姿勢。你的肉體發出聲音叫了，為自己好，重頭再來最重要。

■忠告

不會浮上來的原因是，你沒有做好開腳及伸直背脊的姿勢。因為駝背的關係而不會做拱門的姿勢，或因脖子歪曲、肩膀堅硬，而使得牛面和公雞的姿勢不能完全做好，故而腹部沒有力量。

■做法

4 下半身浮在空中時，∧幾乎會形成‖的形狀。上半身和地板成垂直。

自然呼吸，膝蓋彎曲，小腿碰到大腿。再將大腿伸直，待小

頭 16

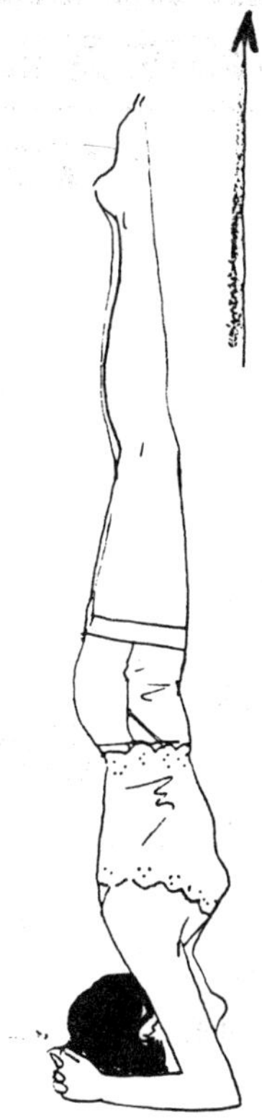

5

靜止

腿和地板平行，就要固定姿勢。

下半身是向心似的凝縮，上半身垂直於地板上，如此就完成一半了，先練習到此為止。自然呼吸，靜止三十秒。輕輕的由3、2、1次序放下腳。

5　會做4的姿勢後，就不用靜止了，熟練的繼續做下去。將彎曲的膝蓋慢慢的伸直，腳尖就變成頭的延長線指向天上。有重量都落到頭上的感覺。自然呼吸、靜止三十秒。不要讓腳「碰」的放下，再把腳彎曲，按4、3、2、1的次序將腳回到一七五頁的休息姿勢，鬆弛自己。

造出知性美Ⅲ

頭立姿勢的震動

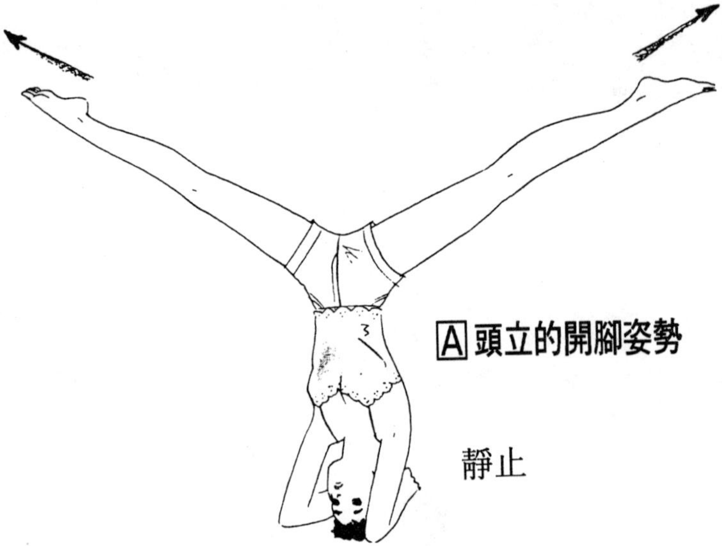

A 頭立的開腳姿勢

靜止

Ⅱ中的頭立姿勢完全會做後，就來享受震動吧！

這是個非常舒服的姿勢。

■忠告

最重要的是頭立的下半身要用頭和手肘來固定。

■做法Ａ

１　在Ⅱ中，併攏指向天的兩腳，自然呼吸。兩腳向左右慢慢打開。像花苞慢慢的向天空開花的樣子。一直練到能開到一百八十度為止。初時，以做到能做的地方停下靜止、十五秒，自然呼吸。

慢慢的將兩腳併攏，回復到倒立的姿勢。輕輕的將腳放下休息。

頭 16

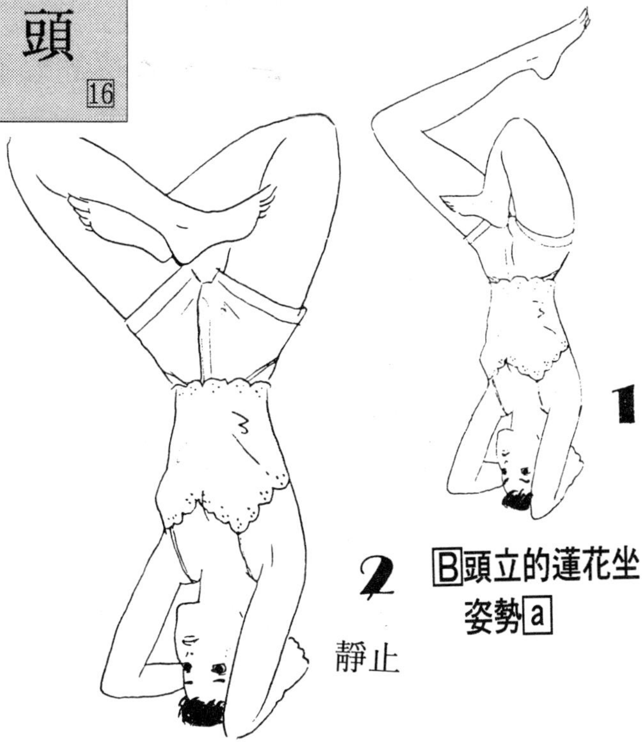

B頭立的蓮花坐姿勢a

■忠告

A完全會做、固定後，就能感到統一，如果感到舒服，就接著在空中把腳交叉，做蓮花坐姿勢。

■做法B

雙腳在空中併攏，自然呼吸，輕輕的彎曲右腳，右腳疊放左腳上，再彎曲左腳，掛在右腳上。但不要太勉強，做到能做的地方停止，自然呼吸，十五秒。輕輕的向左扭轉細腰，靜止十秒。右邊亦同。如前恢復原狀。

◉注意　要使下半身旋轉，故要注意脖子，慢慢的做。

■效果AB

能使腳和腰變得修長，下腹縮緊，身材勻稱，並顯得穩重，閑靜，而感到安祥，頭腦清晰。

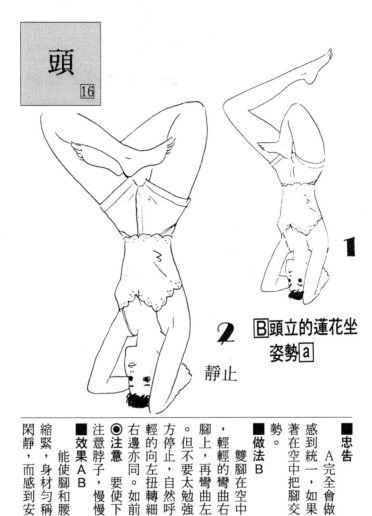

造出知性美Ⅳ

頭立姿勢的震動

A 頭立的蓮花坐 b

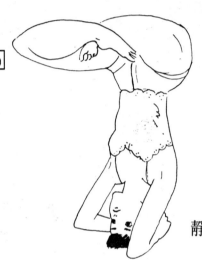

靜止

能在空中做蓮花坐的姿勢後，慢慢的將下半身向左右扭轉，使腰也能動、靜止、固定。

■做法A

向上開的蓮花要向前彎，交叉的雙腳，以自然呼吸慢慢的將腳彎到前面，使交叉的腳與地板平行。

閉上眼睛，要有廣大的宇宙空間之心像。

慢慢體驗天地倒反的感覺。

靜止，自然呼吸，三十秒以上。這只是小冥想。

生活在大地上的我們的另一個可能性，此時就能感覺到。

頭 16

B 頭立的休息姿勢

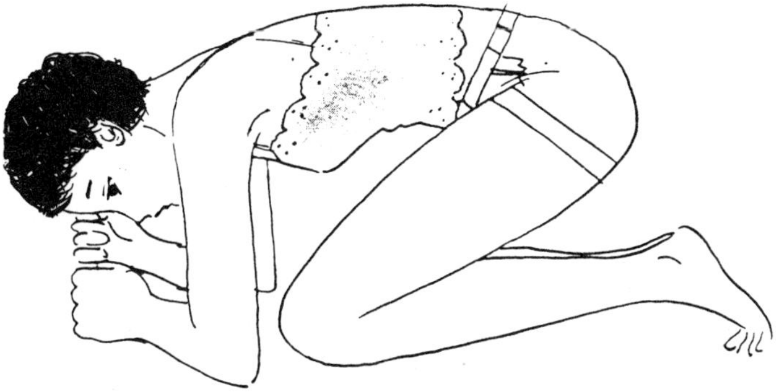

靜止

輕輕的把交叉的腳，伸到上面去，膝蓋伸直，併攏雙腳，頭立，再併攏膝蓋、彎曲。輕輕的放下腳，伸直腳，回到1。再用下一個姿勢休息。

■效果

能使身心安定成為溫和的情緒，並且才氣煥發。

■做法B

腳尖著地跪下，雙手輕握，兩拳頭重疊，放於額頭上面，閉上眼睛。整理和平常相反方向流動的體內血液、氣流。靜止十五秒，再做仰臥的休息姿勢。

■效果

防止目眩，使頭腦清晰。

歸　納

✡全體性的調和最重要

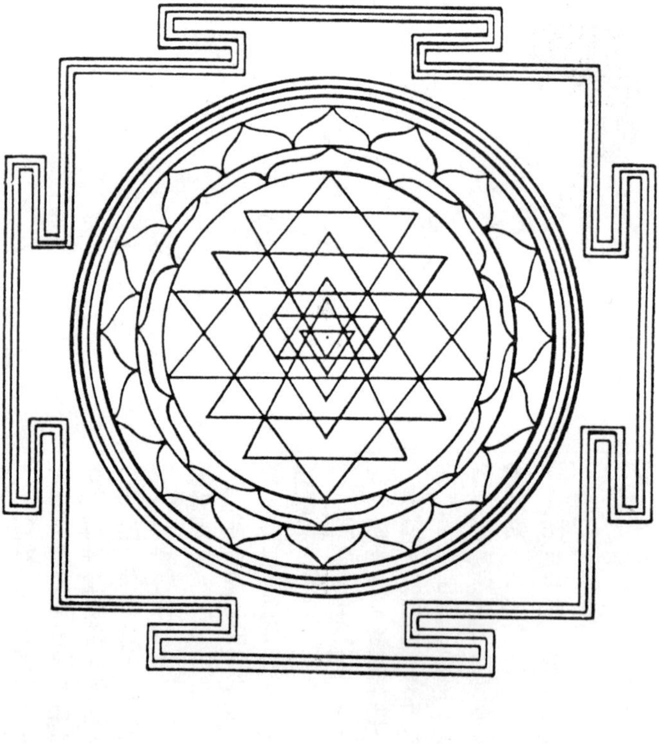

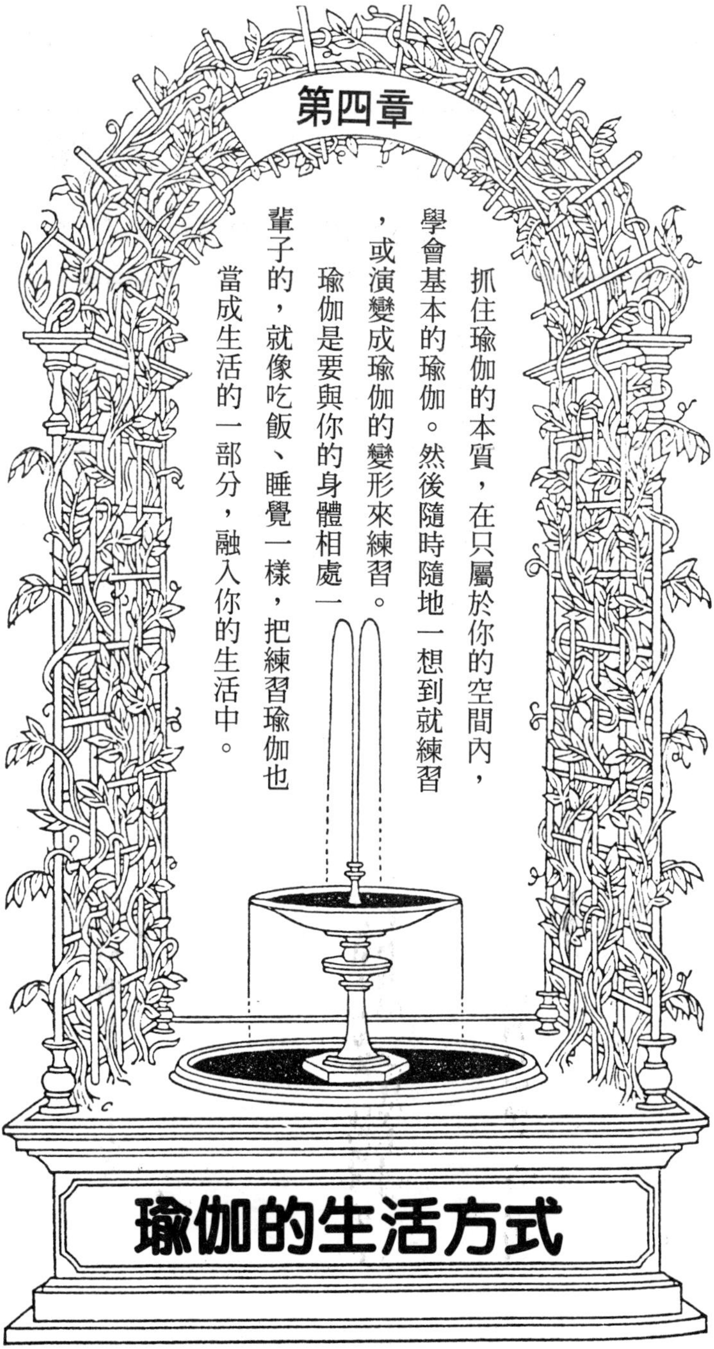

第四章

瑜伽的生活方式

抓住瑜伽的本質，在只屬於你的空間內，學會基本的瑜伽。然後隨時隨地一想到就練習，或演變成瑜伽的變形來練習。

瑜伽是要與你的身體相處一輩子的，就像吃飯、睡覺一樣，把練習瑜伽也當成生活的一部分，融入你的生活中。

靜止、呼吸、心像

養成整齊清潔的姿勢

瑜伽的三大重點是靜止、呼吸、心像。

讓身體學會這三大點的訣竅，你就可隨時隨地的練習瑜伽。不能再以沒有時間和場所為藉口。

時間是可以抽出的，場所在你腳下所站的地方就足夠了。

譬如站著就可以做山的姿勢（第一四六頁），在排隊等候、紅綠燈、車站、公車上，隨時隨地都可以做！

放鬆肩膀的力量，縮回肚子，腳拇趾用力。

你就成了一座山。不動，腳要牢牢的著地，向著地球深處、中心，向心似的立腳。上半身要放鬆，向著天空遠心似的看著，光是這樣看起來就很美了。

你會感覺到自己平靜、舒暢的呼吸節奏；彷彿到宇宙的那一邊將邪氣吐出，並從遙遠的宇宙深深的吸入生命力。好像心中充滿靈氣，體內也湧出了生命力。

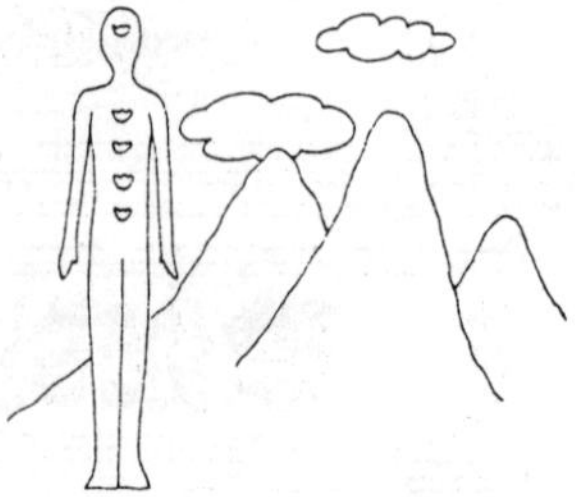

怎麼辦？

反對你美麗的人

完全學會「山的姿勢」後，隨時養成保持此姿勢的習慣，看起來你就與以前不一樣了。

可是不料你最重要的好朋友卻並非惡意的說：「你最近怎麼啦？好像很威風似的，以前的你比較可親呀！」「挺著胸，裝模作樣似的！」……。「以前的你」，是向前彎、駝背、拖著步伐走路的姿勢啊！

你當然不願讓人說：「很威風」、「很了不起」，尤其是被重要、要好的朋友這麼說，那該怎麼辦？為了保持友情而恢復以前駝背彎腰模樣的人很多，這種向後退的人，是從美姿美容的螺旋梯上撤退了。

不要讓自己在是非題中，一定要選出一個答案。放鬆肩膀的力量，笑一笑，兩者都接受。

「我這樣子看起來比較高吧？這是瑜伽的姿勢，我現在正在練習！很舒服喲！你也一起來做做看，我教你！」不妨把他也當成美姿美容的瑜伽同伴。

你看背脊一伸直，就會顯得生氣蓬勃！不是很好嗎？

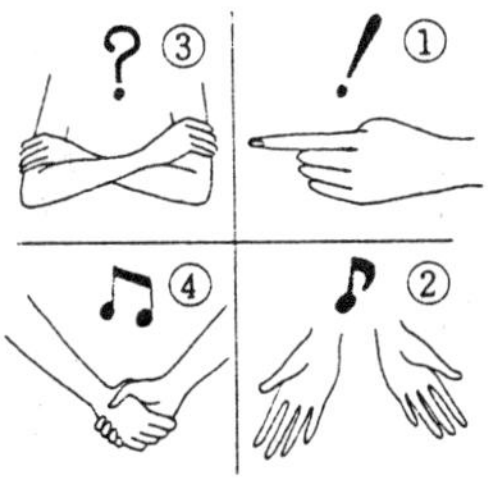

意識的雷達網

在無意識生活的姿態上照射光線

經常將肚子縮回，腳拇趾用力，下腹的肚皮縮緊，從大腿到腳脖子的贅肉自會去掉，身材也就變得高眺。

用這個線在你每天生活的姿態上照射意識的光。

烹調時，是不是只有穿圍裙的地方會打濕。

那是因為你專心的在烹調，而將肚子凸出，腳的小趾頭用力，雙腳成八字的關係，而且眼睛不看正面，就連黃瓜也斜著切。

走路時，一心只想著目的地及櫥窗的擺飾品，誰也沒有注意到自己走路的姿勢。坐電梯時，你是否只注意樓次的燈牌指示？爬樓梯時，自己有否造出一個節奏在爬？

抓公車上的吊環時，是否將全身的重量都放在上面呢？其實只要輕輕的抓著，在車子停時才抓緊。因為只要你的下半身安定，就不會倒了。

刷牙時，打公共電話時，你又是什麼姿勢？

多想一下你會發現，你的姿勢都是無意識的過去了。你自己一向不在意的姿勢、動作，別人卻一直都在注意著。

不美觀的姿勢！

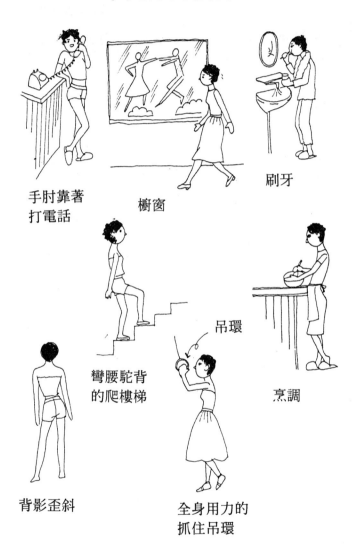

手肘靠著
打電話

櫥窗

刷牙

彎腰駝背
的爬樓梯

烹調

背影歪斜

全身用力的
抓住吊環

注意腳

腳離一公分，創造腿的曲線美

從前我們的祖先是靠四肢來支持全身的。在數萬年前，我們才開始用兩腳來支持全身。支撐的腿成了一半的數目。

沈重➡懶散➡不動➡非動物➡醜陋的肉塊。

某大學徵求一項完全不動的工作，日薪一千。來應徵的人很多。但是第二、三天後，很多人辭退了，甚至有人因而發瘋。

這是真正的連動一根手指、唱唱歌、或看任何的東西都不可以。只是躺著，什麼事也不能做。

我們覺得睡懶覺是一大享受，那是因為你每天都在動，都在工作，才會覺得好。要是你沒有工作，每天只能躺在那裡睡懶覺，對我們人類而言，那真是一大體刑，你試驗三天看看！

本來我們是很喜歡輕快的活動，但現在卻討厭了。大概與生命力遲鈍，贅肉太多、太重或慢性的疲勞有關係。要避免這些就要練習瑜伽。腳能使野性甦醒，顯出健康的美並使腿有曲線美。

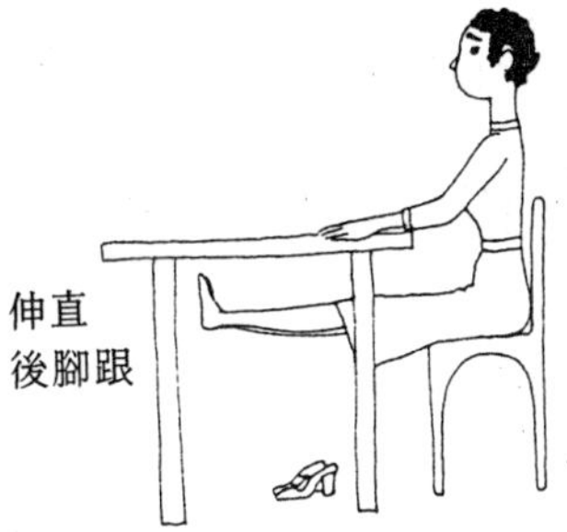

在上班時可若無其事的做

持久的坐著，姿勢會不好，腳部而有浮腫的現象。你可以將腿悄悄的向前伸直，靜止三十秒。腳若會發抖的話，表示是在縮緊，在你的心中就要有血液和氣都流到腳部的心像。

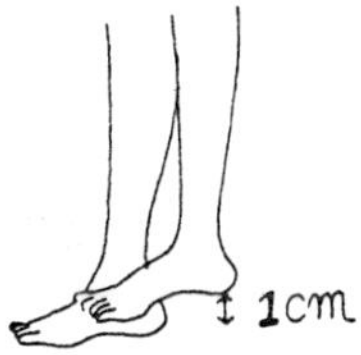

獨腳站立

站立時在一隻腳的拇趾上用力，提起的腳要離開地一公分。能培養良好的平衡感，腿也會縮緊，腳脖子變細。如此靜止三十秒，左右交互做。旁人也不會注意到的。

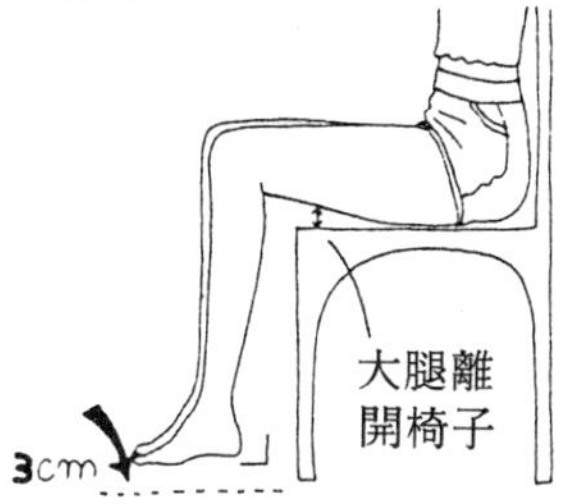

大腿部分離開椅子

坐下時，使大腿離開椅子三公分，後腳跟成直角，靜止三十秒。大腿和下腹會發抖，心中要意識到脂肪在燃燒的心像。在公車內；或看電視、聊天時都可以這樣做。能使大腿、小腿變細，下腹部也會縮緊。

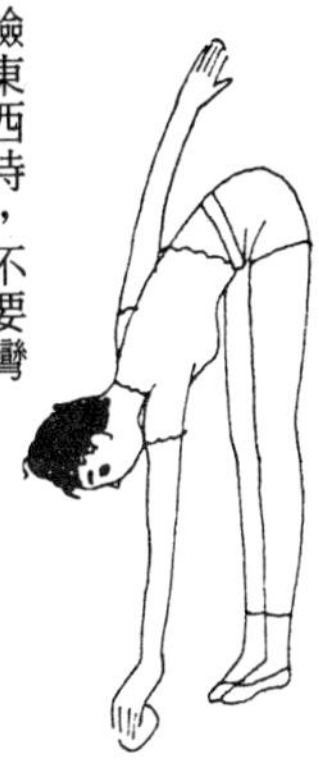

撿東西時不要彎曲膝蓋

撿東西時，不要彎曲膝蓋。吐氣，輕輕的把身體向前彎，腳自會伸直，優雅、柔軟的做。

手和動作的美

使意識的流動到達手指尖

「抱恨……」的手腕是向下彎的，給人一種陰氣森森的感覺。若手腕向上，就會覺得開朗、活潑。在武道上，手腕向下，就表示「死了」！手腕向上，就是「活了」！

靜止時，手一定要是活的狀態。譬如在做扭轉的姿勢，把手放到細腰後面時，要向著手背蹺起。

平常的動作中，手腕比較向上，就會覺得手指靈活，且較引人注意。手指和手腕如有向下彎的習慣，就不好看。

靜止時，要意識到有從手指尖放射出氣光和生命力的心像。任何人只要練習也都會做。

易緊張的人，把雙手向內交叉，緊緊握著放在肚子前面，只想著手的事情，意識就會集中在手。靜止三十秒，放開手，放鬆肩膀的力量，你會覺得舒暢、平靜。

不會做拱門姿勢、易感冒的人，就要多做手心的練習。手肘伸直，手指向著自己，手放在大腿上。三十秒。

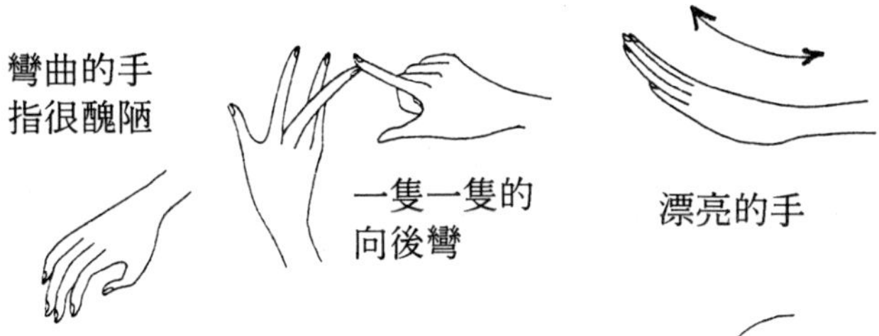

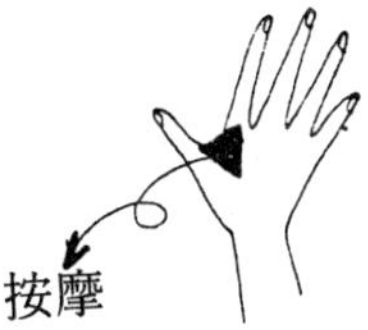

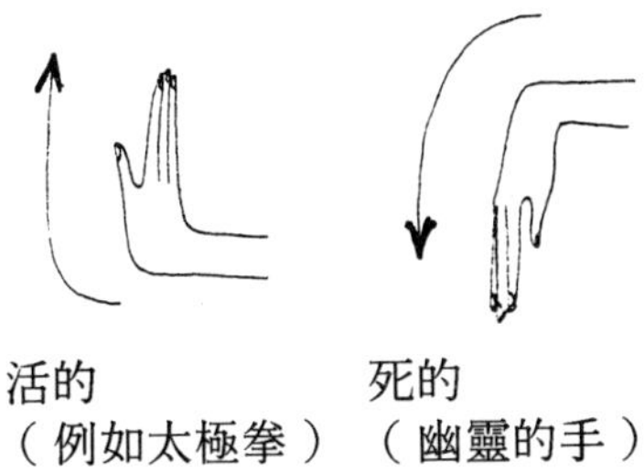

• 治便秘
一直按摩到沒有硬塊

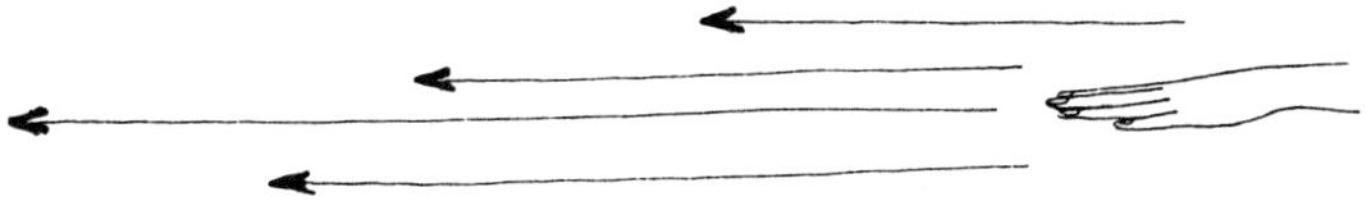

把生命的熱量發射的宇宙盡頭

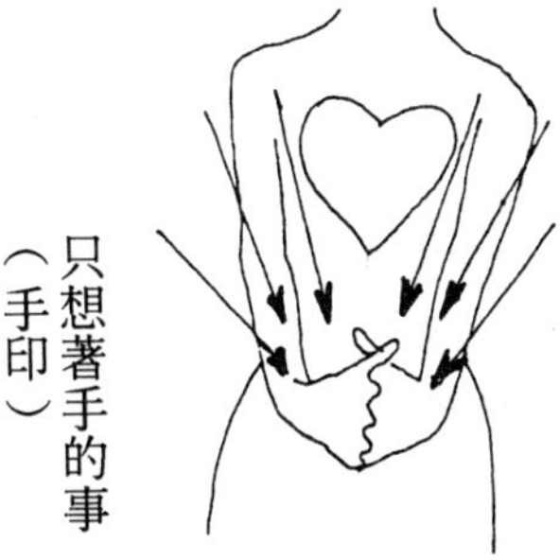

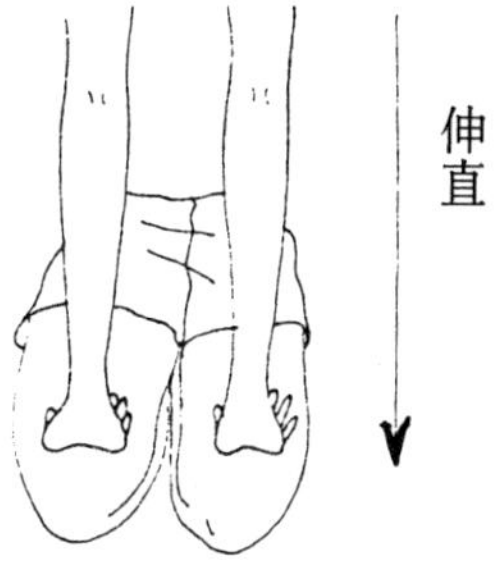

• 在別人面前，不會緊張
• 會有集中力

• 手的動作會優美
• 不會感冒

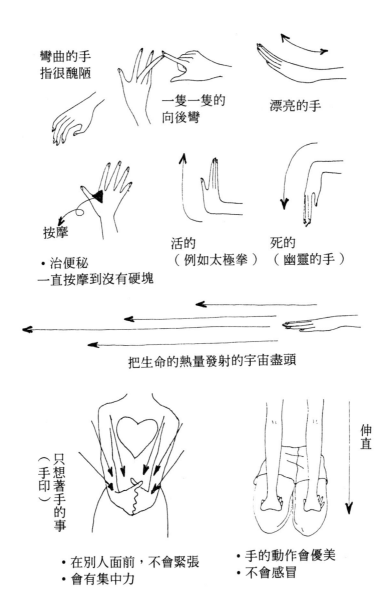

坐法

△・□金字塔和電視機

看電視或雜誌時，不要躺著，以打坐的姿勢來看。使自己成為一座金字塔。

有趣的是，打好坐，端正姿勢後，自然的就對節目和報導感到厭煩。

過去因惰性及習慣而看的電視就會關掉它，花邊新聞也不想看了。

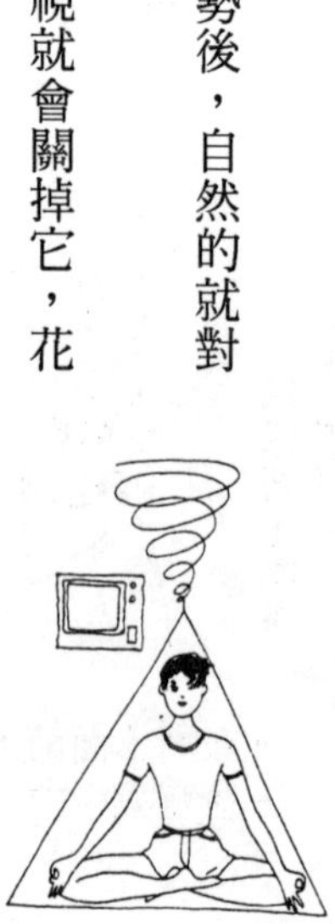

那麼，要做些什麼呢？不是「該不該做」，而是「你想做什麼？」

有一女士，既是母親，又要經營商店，開始練習瑜伽後，漸漸的有了改變。她發現她的小孩成了電視兒童，且患有自閉症。過去因她一個人要兼顧許多事，並未加以注意。於是，她立刻就將電視天線剪斷。

這是要下很大的決心的。她說，頭三個星期很難過，覺得長夜漫漫，不知所措。可是後來小孩們發現了該做的事，如看書、做手工藝、唱歌、做功課……。她本人也開始學繪畫、英語會話、讀書、聽唱片等。在她三十九歲時，又得到了第二次的青春。

加利佛尼亞的風

現代、豐盛又流行的餐飲

美國西海岸是美國流行的最前端。

六十年代的嬉皮就是發源於此，現在已經看不見了。當時的嬉皮都已長大成人，以另一種的生活方式在此紮穩了根。

西海岸的流行風潮一直在演變，現在美國的西海岸最流行的、最現代化的、最進步的餐飲，你知道嗎？

日本有一電視台，就特別到此採訪報導。在用中餐時，記者先生看到一家排長龍等候的餐廳，他也不知道究竟在賣什麼料理，就跟著人群一起排隊等候。輪到他時，他嚇了一跳，沒想到那麼受歡迎的餐廳，竟然是一家素食店。那些正愉快進餐的美國人中，只有一個人，表情痛苦地用餐，令他忍不住笑了出來。

素食有精神料理的別名，能使身心美麗，如果有此願望要實現的人，吃素食最適合了。你不妨也試著這最流行的前端吧！

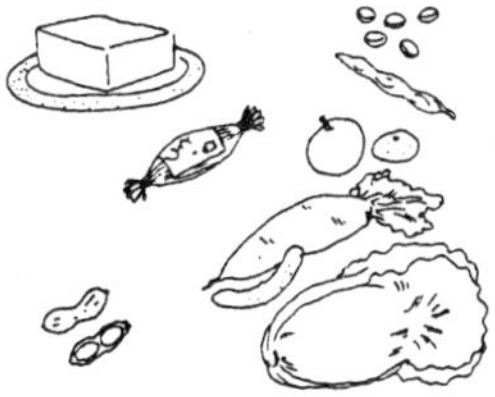

歸　納

瑜伽隨時隨地都可以做

①把瑜伽融入你的生活中。
②只是三十秒的靜止，就能使你美姿美容！
③呼吸時要有吐出邪氣，吸進生命力的心像。如此就能放出氣光。
④養成高躰身材的山的姿勢。
⑤有人反對你，你就積極地把他也拉入瑜伽的行列。
⑥把意識的雷達網，全部打開，重新發現生活上的姿勢。
⑦腳只離開地面一公分，就能使腿有曲線美。
⑧無意識的撿東西時，不要像老太婆似的彎曲膝蓋，要很優美的撿。
⑨動作的美是氣流到手指尖的意識所形成。
⑩死的手好醜，活的手才美！
⑪在心中意識到指尖能放出一萬伏特的電，你就真能放出。
⑫關掉電視，抽出自己的時間，找出真正要做的事。
⑬打坐時，無聊的事就不會想做了。
⑭不是「該不該做」，或是一般生活的心像，而要有「你想做什麼」的心像。
⑮向現代化，最流行的素食、生食挑戰。
⑯只要心中存有這個意識，瑜伽這個道具，可以用在任何地方。

第五章

減肥

減肥的兩大支柱

量出為入

要有成為富翁的秘訣——「量入為出」。

肥胖並不是錢多而是肉多。富翁們希望錢越來越多，肥胖者減肥就要有與富翁相反的秘訣，不要儲存，盡量消耗、用掉。

「量出為入」是減肥的秘訣。

要放出什麼呢？身體不用的廢物！簡而言之就是治癒便秘、流出汗，不要再把過去留在體內，一天就要解決掉。

多餘的贅肉是很笨重的，要先將它去除，以防身體儲存為皮下脂肪。告訴身體無此需要，脂肪要讓它燃燒掉。

為了排泄，做什麼事最適合呢？每天做瑜伽的靜坐十五分鐘。真正想減肥的人，每天要做三十分鐘，這是為自己好！

量入，限制進入的東西是什麼？是嘴巴。

沒有一個人，能勉強的把食物塞到你的口中。你現在那麼胖都是自己儲存下來的，你是嘴巴的看守人。

要弄清楚

由抽象的數字到具體性

因為有變美的願望，所以要減肥。但有時會為了現實而忘了理想。因此對減肥的決心，我們需要堅定的意志。

在別人看來並不胖，但本身想減胖的人很多。問她：「為什麼呢？」她回答：「下腹都凸出了」或「手臂好粗」、「大腿太粗不能穿牛仔褲」……等等，這些並不是減肥，僅是身體某些部位需要縮小。她以為只要減少三公斤，身材就會變好。所以相信「△天減輕△公斤」的話。

減肥和錢不同，肉在短期內要減少是很困難，即使減少了也很容易回到原來的狀態。

要點是該小的地方小，以使整個身體看起來很勻稱。如此，你就得回到第三章去個個擊破，再來減肥就可以了。

未來像

未來的你是什麼樣子？

「量出」的作戰是以靜止為中心。

再回到第一、二、三、四部分，總複習一次。達成減肥的願望後，你就能自由自在的運用瑜伽這條魔毯。具備基礎後，不管多高的塔，你都能建立起來！一想到將來，就禁不住地喜悅。

減肥，你現在是那一部分要變小……自己的願望要先明確，並且要看到你的未來像。不要把這些部位用數字來表示，而是以圖形來表明。如果不會畫，把你喜歡的明星照片貼在你的臉上，然後告訴你的身體和下意識。

你希望的部分就會隨之變小。使身材苗條，能穿你想要穿的衣服。去買一件九號的衣服，想像穿上它以後的你。這樣的做法看似無聊，可是卻很有效。這是別人的經驗談。

並非完全不理會數字，在宴會後，稱稱你的體重，也許會重三公斤，實在太多了，第二天你至少要做一小時的瑜伽。

你熱烈的熱量，有實現理想的願望！

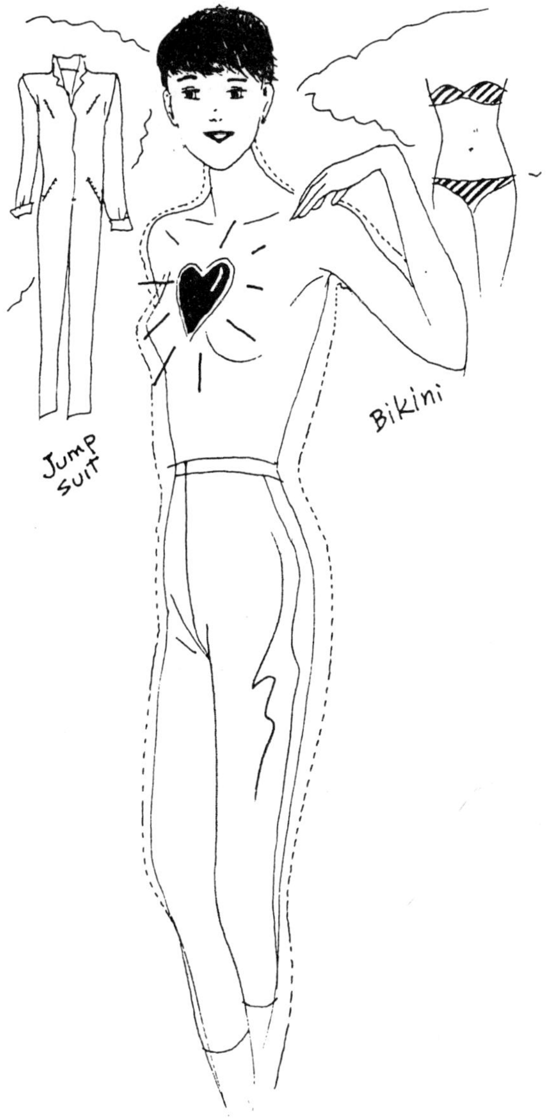

每天要做的姿勢

要先意識到脂肪在燃燒，然後再靜止

不要被數字嚇倒。實際去做，就會知道，順著流動會覺得很舒服。

身體的流動、呼吸、心像，最少要能靜止三十秒，越長越好。

不要太勉強，與你的身體商量看看，一天能進步一厘米就很好了！

最少要持續三個月，因為贅肉是在好幾個月、好幾年中不知不覺所形成的，你不能一下子就要全部消除它！

30分鐘的過程

（有☆的地方只做十五分鐘）

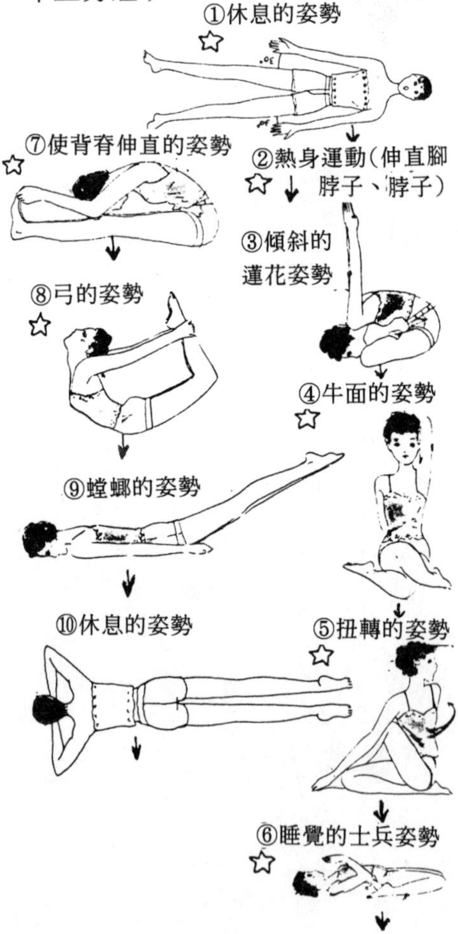
①休息的姿勢
②熱身運動(伸直腳脖子、脖子)
③傾斜的蓮花姿勢
④牛面的姿勢
⑤扭轉的姿勢
⑥睡覺的士兵姿勢
⑦使背脊伸直的姿勢
⑧弓的姿勢
⑨螳螂的姿勢
⑩休息的姿勢

⑪消除腹部皺
☆紋的姿勢
45°
⑫畢達哥拉
斯的姿勢
⑬貓的姿勢
⑭ ⑭釣鉤的姿勢
⑮三角的姿勢
⑯樹的
☆姿勢
⑰天鵝的姿勢
☆
☆ ⑱T字形的姿勢
⑲直角的姿勢
⑳休息的姿勢

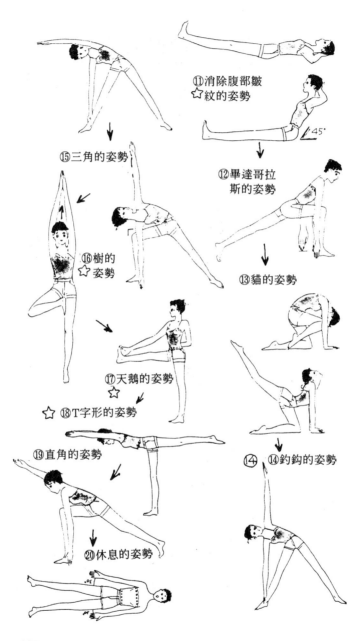

減肥的連續姿勢

I　犁的姿勢

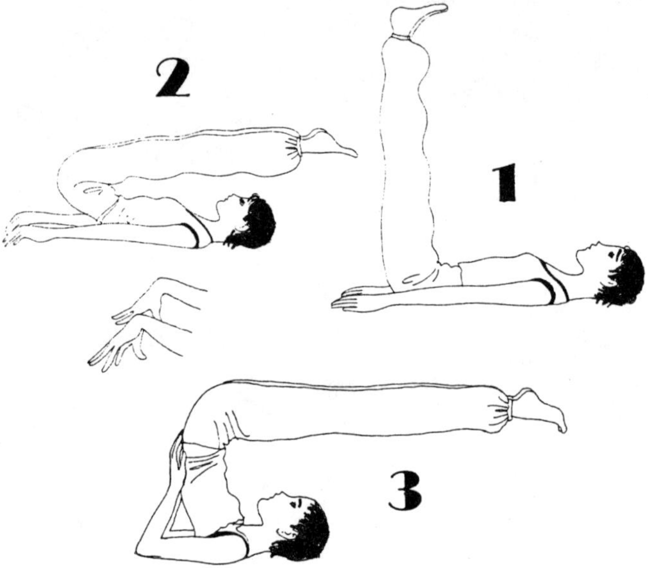

會做三十分鐘的姿勢過程後，就接著做減肥的連續姿勢。開始時要很清楚的意識到減肥的部位，把減肥的姿勢、力量、過程確實的記住，再一個一個增加的連續做下去。

■做法

1　雙腳併攏伸直、仰臥，順著身體將手臂伸直，手心著地。一邊吸氣、一邊在腹部及腳的肌肉上用力。慢慢的把腳舉到和地板成直角。腹部用力。

◉注意　嘿！一聲把腳抬起算是體操而不是瑜伽。瑜伽是輕輕的、優雅的舉起才能有張力。

2　著地的手指頭用力，把腰抬起。

3　手肘彎曲，上手臂著地，手心放在腰部，壓著腰部。

全身

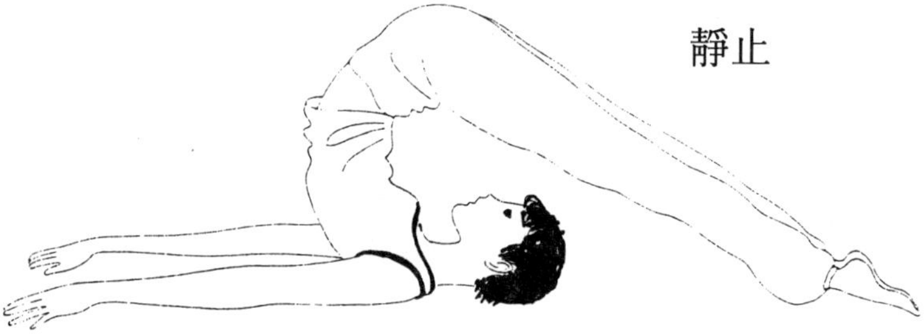

←繼續做下頁

腰抬得很高，就一邊吐氣，一邊慢慢的腳彎向頭部。

■忠告

有腹力及腳力，自然地從1開始，腰就能抬起，2、3就可省略了。

4　腰安定後，手臂要平行伸直，手心著地，兩腳尖著地，膝蓋和後腿伸直，靜止，收回腹部、下腹部，自然呼吸，三十秒到一分鐘。恢復時，要慢慢的吐氣。

■重點

靜止時，膝蓋不要彎曲，儘量把腳伸直。燃燒腳和下腹部的脂肪。

減肥的連續姿勢

Ⅱ　犁的變化姿勢

靜止

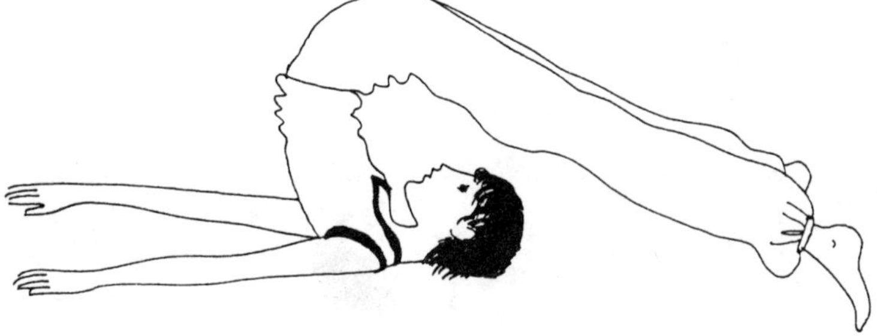

A開腳的姿勢

從現在開始要做連續的姿勢。包括犁的姿勢及其變化，肩立的姿勢和其變化（1到7）。一個個正確的學習，並延長過程。

以變化來縮緊各部分，都會做以後，就要做五分到十分的連續姿勢。要集中力量，每天持續的做。

■**做法A**　由犁的完成姿勢變化而來。縮緊腹部、下巴附於胸部，把腰提高。

併攏的雙腳打開。腳成ㄟ型。手臂是‖型。

後腳跟伸直，腳底肌肉能著地的伸直。靜止三十秒。自然呼吸。

■**重點**

全身

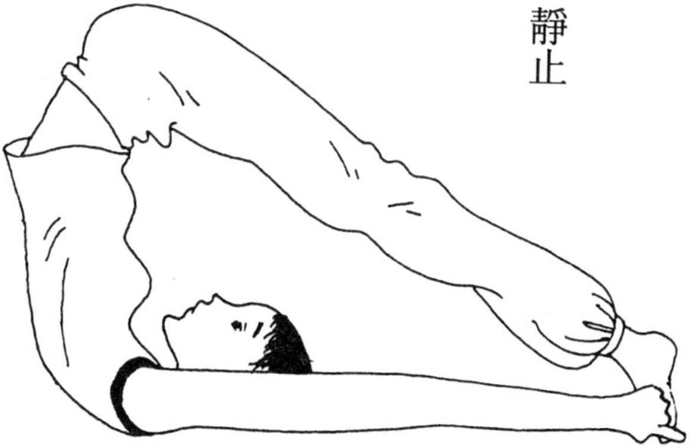

B抓著腳拇趾的姿勢

下腹部、大腿、小腿、腳跟、腳脖子、肩膀和手臂，都要很明顯的意識到才行。

■做法B

把打開的腳併攏，脖子和肩膀支持上半身，輕輕的把雙手移到頭部。以伸直的手抓各腳拇趾，靜止三十秒。自然呼吸。膝蓋要伸直。

■重點

肩、手臂要明顯的意識到，並燃燒臀部、膝蓋、腰部的脂肪。

減肥的連續姿勢

Ⅲ　犁的變化姿勢

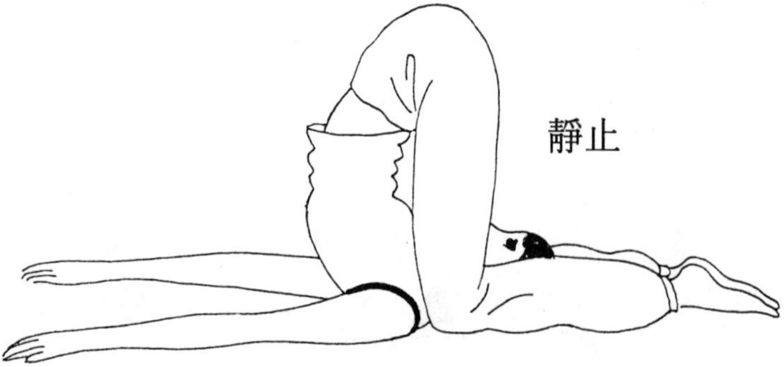

Ａ腿貼耳朵的姿勢

　Ａ下腹有贅肉就做不到的姿勢。不會做的人，把腹部的姿勢（第九八頁），每天不斷的練習，上半身、下半身各三十秒。合計才一分鐘。

　膝蓋不會著地的人，是脊椎骨很硬，要好好練習拱門、弓、貓伸懶腰的姿勢。

　小腿碰不到地板的人，是腰還很硬，要做開腳及伸直背脊的姿勢。

■做法Ａ

　由「犁的姿勢」進行到「抓拇趾的姿勢」，把抓住的手放開，膝蓋成直角彎曲。

　左右手各放在兩膝蓋彎處，輕輕的把膝蓋拉到耳朵邊。膝蓋著地固定後，放開手。如「犁的姿勢」，把雙手‖的伸直，靜止

全身

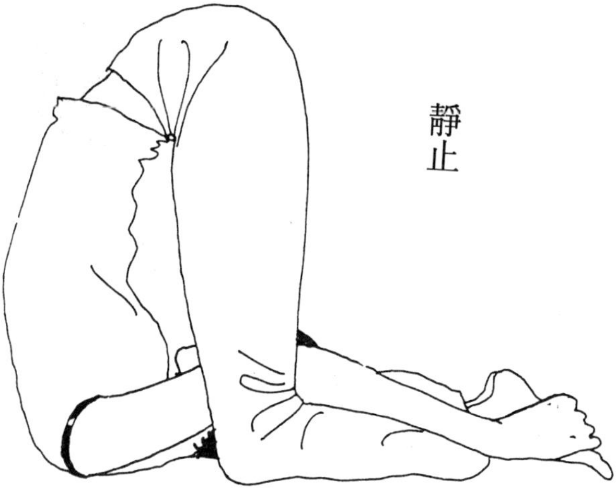

B抓住腳脖子的姿勢

三十秒，自然呼吸。

■重點

將兩膝內側貼在耳朵上，像要夾東西似的，手指不要彎曲，伸直放出氣，腳趾亦放出氣。

按照順序由上而下的把下巴、下腹、大腿、膝蓋、小腿、肩、背脊的脂肪燃燒，並產生此心像。

■做法B

從A把手拿到頭部，抓住腳脖子，靜止三十秒，自然呼吸。

■重點

要意識到整個身體向心似的凝縮著。

減肥的連續姿勢

Ⅳ　從犁的變化到肩立的姿勢

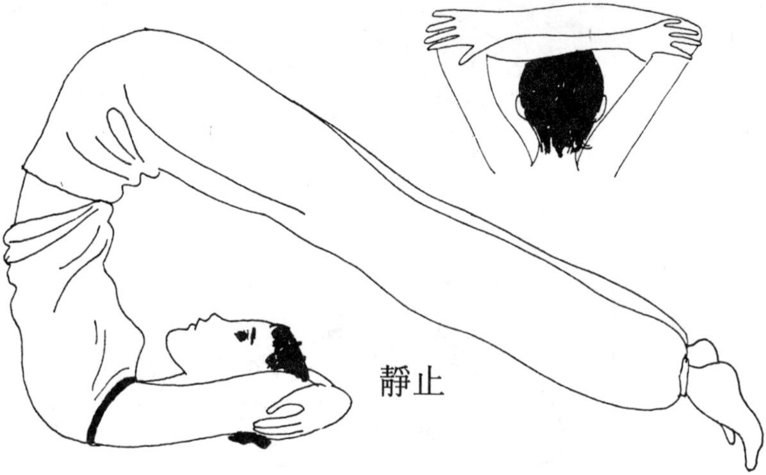

Ⓐ在頭上交叉手臂的姿勢

由「犁的姿勢」進行到肩立的姿勢，不要太勉強。

■**做法A**

由犁的姿勢進行到抓住腳脖子的姿勢，你就能把自己凝縮的很小。

現在就要開始了！

背脊和地板成直角。放開抓住腳脖子的手，伸直膝蓋，在頭上交叉手臂三十秒，靜止。腳和犁的姿勢相同做法。

■**重點**

如果脖子沒有伸直，背脊和地板沒有成直角，腰沒有抬高，就會跌倒，而無法放開雙手。

■**心像**

把腳伸直，放開交叉的手臂，檢查自己的身體，在特別消瘦的部分集中意識。

全身

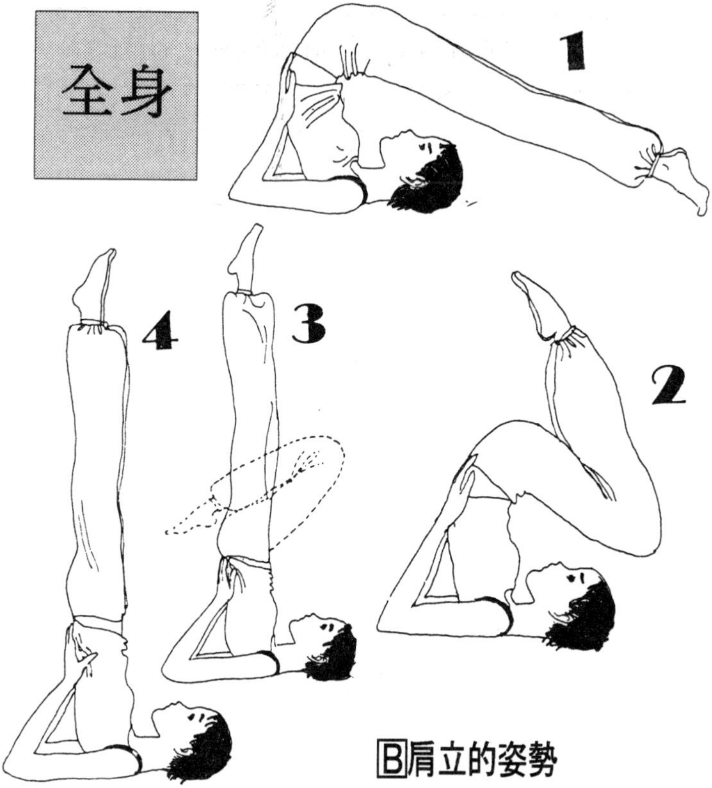

B肩立的姿勢

■做法B

1 在A時，把背脊、腰與地板成垂直的伸直，放開手臂，兩手心放在腰的部分。上手臂和手肘著地。

2 後頭部、脖子、上手臂、手肘成一直線。支持身體的心像。下巴要靠近胸部，自然呼吸，慢慢的彎曲膝蓋，使下半身曲起。

3 手放在腰上，輕輕的向天空把腳伸直。

4 意識著肩膀支持全身。把腳伸直，靜止三十秒。

■重點

讓意識流到腳尖，有遠心似的伸直心像。身材自會高躰。

姚

減肥的連續姿勢

V　肩立姿勢的變化

靜止

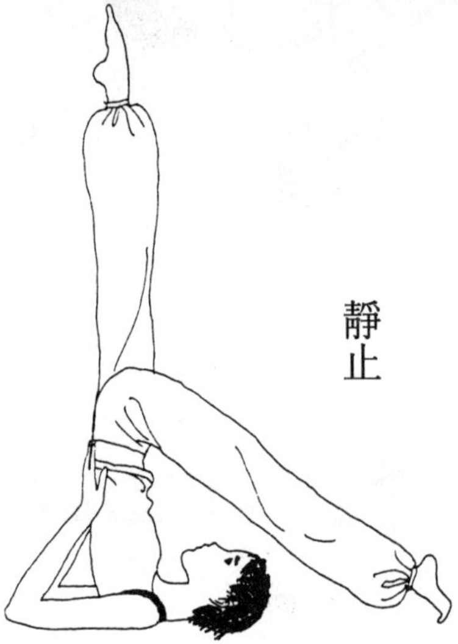

A把腳交互著地的姿勢

進入「肩立姿勢」的變化。臀部凸出，身體成「く」字型的人，要好好練習「犁的姿勢」中，腿貼在耳朵的姿勢。

要不然就不是肩立的姿勢，而成了用背脊支持背立的姿勢了。

■做法A

後頭部和脖子（呼吸中樞、延髓、返老還童的甲狀腺荷爾蒙、堪撒環）肩膀支持著。

把意識流到腳尖，伸直，只有左腳著地，靜止三十秒，自然呼吸，輕輕的把左腳舉到上面，再把左腳著地，靜止三十秒。

腳抽筋時就吐氣，把腳跟伸直。

■重點

縮緊下腹部，燃燒熱量。膝

全身

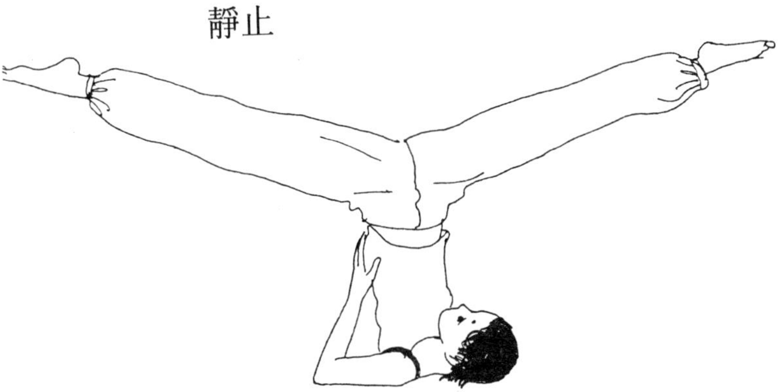

B開腳的姿勢

蓋伸直，去除腿部贅肉。繼續凝視自己的腿。

■做法B

在A把左腳著地後，再將雙腳併攏，用腳趾向天空，是遠心性的。意識集中在腳尖，以自然的呼吸，慢慢的、輕輕的把雙腳向左右開成一直線。集中意識在腳尖，靜止三十秒。

意識左右腳，遠心似的一直伸下去。

雙腳發抖時，就是脂肪在燃燒了。以T字形定下後，一邊吐氣，一邊把腰向右邊輕扭，靜止，再向左邊輕扭，靜止，各十五秒，自然呼吸。意識到竹蜻蜓的心像。

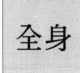

減肥的連續姿勢

VI 肩立姿勢的變化

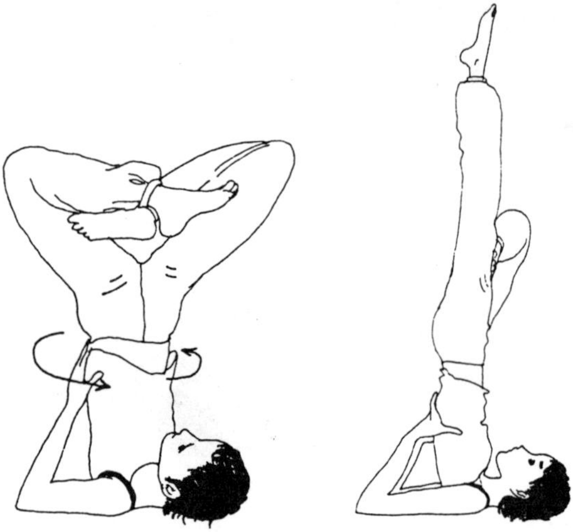

A 肩立的蓮花坐姿勢 a

在地板上不會做蓮花坐的人，就在床上做。

然後在空中交叉腳。

■做法A

1 向左右遠心性的張開雙腳，慢慢的併攏，回到肩立的姿勢，調整呼吸。左腳遠心似的指向天空，右腳彎曲，右腳背放在左腳的大腿上。

2 輕輕的呼吸，左腳也彎曲，左腳腳背也放在右腿上，蓮花坐三十秒。

◎**注意** 完全是以後頭部、肩、脖子支持全身，若不會交叉雙腳，可用右手拉著腳趾頭放在大腿上。

3 靜止三十秒後，輕輕的吐氣，把腰向右邊扭轉，極限處停下，靜止十五秒。自然呼吸，

全身

靜止

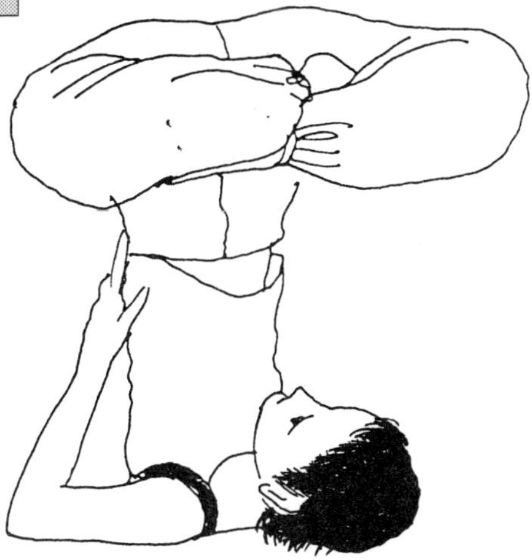

B 使腳和地板平行的姿勢

輕輕的回到原來的姿勢。左邊亦是同樣的扭轉。

■**重點**

燃燒下腹部、大腿的脂肪，也能一起燃燒腰部的脂肪。意識集中在下巴，燃燒脂肪，腳脖子也會變細。

■**做法B**

回到正面的蓮花坐，慢慢的把大腿彎向臉的方向，交叉的雙腳和地板平行，靜止三十秒，自然呼吸，向心性的凝縮，再回到A。

■**重點**

感到自己的腳很重，要將它燃燒掉。

減肥的連續姿勢

Ⅶ　肩立姿勢的變化

意識以腳在支撐天空

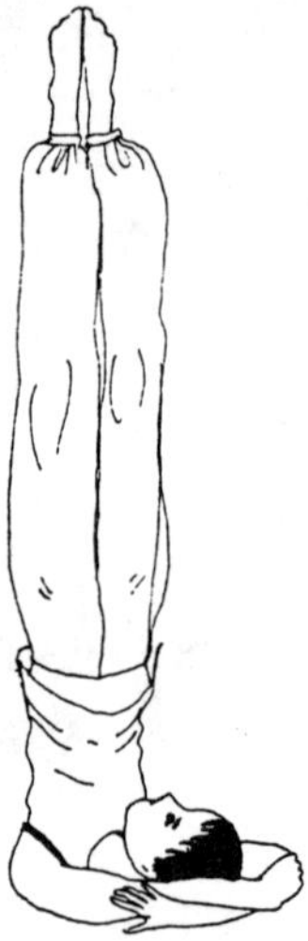

A 頭上交叉手臂的姿勢

瑜伽的姿勢在體操中也被採用。有時會覺得這個我也會，可是當真正做時卻又覺得很難了！

這是因為看不見動作才是困難、重要的，但是做後卻會令你覺得舒服。

那是因為你在冥想的關係。

配合呼吸慢慢地做動作，冥想使身心合而為一。

■做法A

放開地做。

在空中交叉的雙腳解開，遠心性的向上伸直雙腳，調整呼吸，以後頭部、頸、肩膀，牢牢的支持全身，縮緊下腹、腰、肛門、下巴。放於腰上的雙手，輕輕的放開，在頭上交叉，靜止三十秒。慢慢的、自然呼吸。像樹一樣指向天空，雙腳伸直向上，並

全身

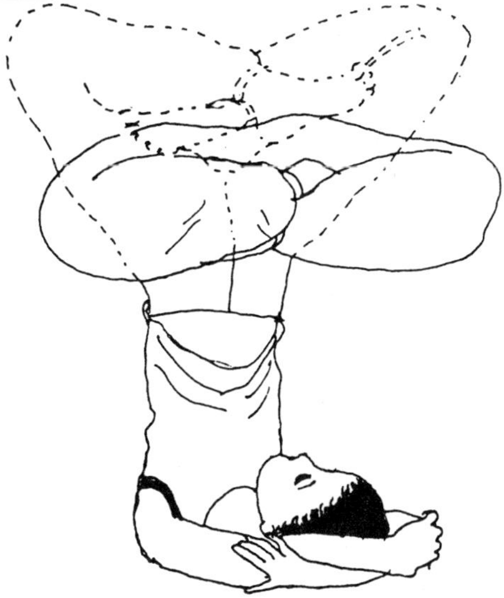

B 肩立的蓮花坐姿勢

將意識伸出天空的心像流到腳尖。氣、血液、神經也都要流到腳尖去。繼續凝視你苗條的未來像。

◎注意　覺身體不安定時，就意識下腹部和腰部，如此才不會倒下，且可減肥。

■做法B
　將雙腳先後彎曲，蓮花坐三十秒。放開腳，回到「犁的姿勢」，輕輕的以休息的姿勢來調整呼吸。

用腦來進食

感覺食欲的地方是腦

脫離「肥胖聯盟」的二大支柱之一是「為入」，也就是口。

想減肥，只靠靜坐是來不及的。不管賺多少錢，如果有浪費的習慣，永遠都會貧窮。同理，練習靜止的姿勢後，一感到肚子餓就吃蛋糕、喝可樂，這樣只會更胖。一瓶可樂的熱量差不多等於一餐飯。在吃之前，你要慎重考慮！

運動後，肚子必定會餓，但並非肚子餓就有食慾，主要是腦的食慾中樞在作用，如果它不興奮，就不會有食慾。平靜，慢慢地集中意識做瑜伽的靜止姿勢。身心就會感到統一、安定。腦波也會像冥想、坐禪般地發出溫和的波長。所以做三十分鐘的瑜伽後，與做三十分鐘的劇烈運動所消耗的熱量相同，但效果卻完全不同。練習瑜伽後不會有食慾，因此，自然會飯量減少，並且不會吃得太飽。

因為受失敗、失戀、失業……的打擊，心裡煩惱而暴飲暴食，一下子增加八公斤體重的例子是很多的。因心事而使身體消瘦是悲劇性的。但因心事而長胖，別人更是不會同情，對當事者而言，這是雙重的悲劇。因為心理的沈重加上肉體的笨重是很難過的。

嚴禁焦慮

焦慮會破壞一切

減肥的最大敵人是著急、焦慮。一著急腦波就會亂，就會想吃東西。而著急最大原因是焦慮。「還不瘦下去！」或「已經過這麼多天才減少幾公斤！」這就是「△天減輕△公斤」的宣傳標語，已深入潛意識中。要將此意識，從心中排出、趕走、散掉！

瑜伽，是一條要確實實現的螺旋式道路。看似悠然的姿勢，不能做得太勉強，要很自然的、不怕失敗的做。或許從結果來看會比較快一點。

只要在三個月內減輕三公斤就好了。開始時，並不太如意，越來會越有效果。但有時也有相反的現象，這是由於個體差別很大的緣故。

另外，使用體重器時，要選定一個時間來秤（如每天排便後，或晚上洗澡後），先不要在意、著急、要有將它放到三個月後再來焦慮的決心。

因為正在減重，所以對增加的體重就不得不注意了。若是吃得太多，就要增加你練習瑜伽的時間了。

口和胃的距離

放下筷子

想吃的東西也不敢吃，很痛苦的忍著，為什麼還會胖？奇怪！一定有某個地方不對勁，閉上眼睛，想想你用餐的模樣！是什麼姿勢？電視是不是開著？或是拼命的跟家人聊天？有沒有正坐？就像女王用餐時一樣的端坐在椅子上。如果頭、背脊、腰不端正，腦脊髓神經也會混亂，使得食慾增加，超過身體所需。如此一來，就擾亂整個計劃。

以懶散的姿態或放鬆腰帶用餐的人，似乎再多也都能吃下去。在「限制進入」的減量作戰中，要請家人協助你。用餐時吃下的食物與要接受食物的身體，要有向心似的意識集中。

腳有胃經、食慾、消化、吸收的流動中心，所以正坐著吃，就會刺激胃經，不會吃得超過需要太多。口中有食物時，放下筷子，慢慢的嚼，並品嚐味道。

口和胃的距離是二十到三十公分，口中現有的食物，對胃是否已經足夠了、不再需要？在這二十到三十公分內，食物移動的時間也要計算在內。否則「限制進入」這個作戰就無效。細嚼、品嚐味道，可聽到胃的訊號。如果匆匆忙忙的吞下去，就聽不到，只是在做筷子的來回運動而已。

瑪泥不拉型

感情太豐富，所以會胖

此類型的人，就是「喝水」也會長胖。

感情豐富、熱情的人是瑪泥不拉型的人。支配消化、吸收和感性的瑪泥不拉環，如果在七個環中是最活潑、旺盛的人，就是屬於會吃的人，並具有溫柔的心。因為他太溫和了，故容易長胖。瑪泥不拉環的對極是冷靜的、知性的堪撒環。理智和感情在一起就能調和，不會吃得過多，且吃了以後也不易長胖。為了要補救自己過於肥胖的缺點，做這項減肥工作時總會有一點抵抗感的。

這種人感情豐富，高興就吃、悲傷就喝，不甘心就暴飲暴食，把那些富理性、冷靜的人，歸做冷酷、無人性、無道理的人，一概否決掉。

為開發你全體性的個性，趁此機會把溫暖的感情用冷靜的理智來控制，這也是減肥的秘訣。把過去不在意的計畫性、思考性等，用在減肥作戰上。你毫不在意的唸完這本書，現在再從頭仔細的看一次。減肥的咒文是「那一口使你變成豬」，在你受不了食物的誘惑時，就可以默念這咒文。

新的旅途

對新的味覺世界的旅行

「為了減肥，愛吃的東西也要忍耐」，這種可悲的心態要消除掉，因為這樣太勉強自己了。必需要有，過去使你增胖的食物（如高熱量食物）都不吃的「自主性」。

要想和過去肥胖的生活說再見，吃的東西必然會不一樣。你會開始新的體驗，一種豐盛又現代化的素食。旅行也不只是限於土地上、平面的移動而已，減肥的吃食生活也是旅行的一部分。現在我們就在這裡轉移到另一個味覺的世界。改變一下我們的次元。

因為受到味濃、辛辣食物的引誘，就會吃得比胃需要的還要多。所以要吃一些味淡及低熱量的簡單食物。軟的，不需嚼的食物都容易吃得過量，而且這些食物又易消化、吸收，故容易增胖。應該要吃些硬一點的食物。

多吃醋釀的食物及檸檬，體質會變得較鹼性，個性也會變得穩重。蔬菜中的纖維能夠整腸、治療便秘。可生吃或用開水燙過再吃。

睡前吃東西容易增胖；吃宵夜後，早餐會不想吃。而進食的次數少，更容易長胖。故三餐用飯要定時定量。

認識卡路里

還是應該要知道的武器

瑜伽的基本飲食是以糙米、菜食、低卡路里的食物為多，用這些來代替肉體的高熱量，但高蛋白的豆類也要吃一些。原本我對卡路里不感興趣，我認為活著的人，不需拘束在這卡路里上。可是因工作上的需要調查、研究卡路里後，卻使我感到驚訝。

汽水一瓶是一百二十六卡，等於一餐飯的卡路里。由於裡面含有糖的成分，流汗後喝「那一口就會變成豬」，你過去的努力也會變成泡沫。

我們一天所需的卡路里，女性是二千卡，男性是二千三百卡。與一餐飯的一百七十卡，比起來巧克力一片（一百公克）含五百一十二卡，等於三餐飯的熱量。一個麵包（一百二十公克）含三百二十八卡的熱量，大約等於二餐飯。啤酒一瓶是一百三十卡，差不多是一餐飯的熱量。不論如何努力的限制飯食，如果仍吃零食，狀況就不堪設想了。

一到鄉下，就把喜歡的泡菜和茶當做點心、零食來吃的生活方式也要改變。醃一些低卡路里的蔬菜或茶葉，如香片、柿葉茶、麥茶、粗茶、烤茶、玉露茶……等，也就很豐盛了。但千萬不要加糖。

當作武器的熱量表

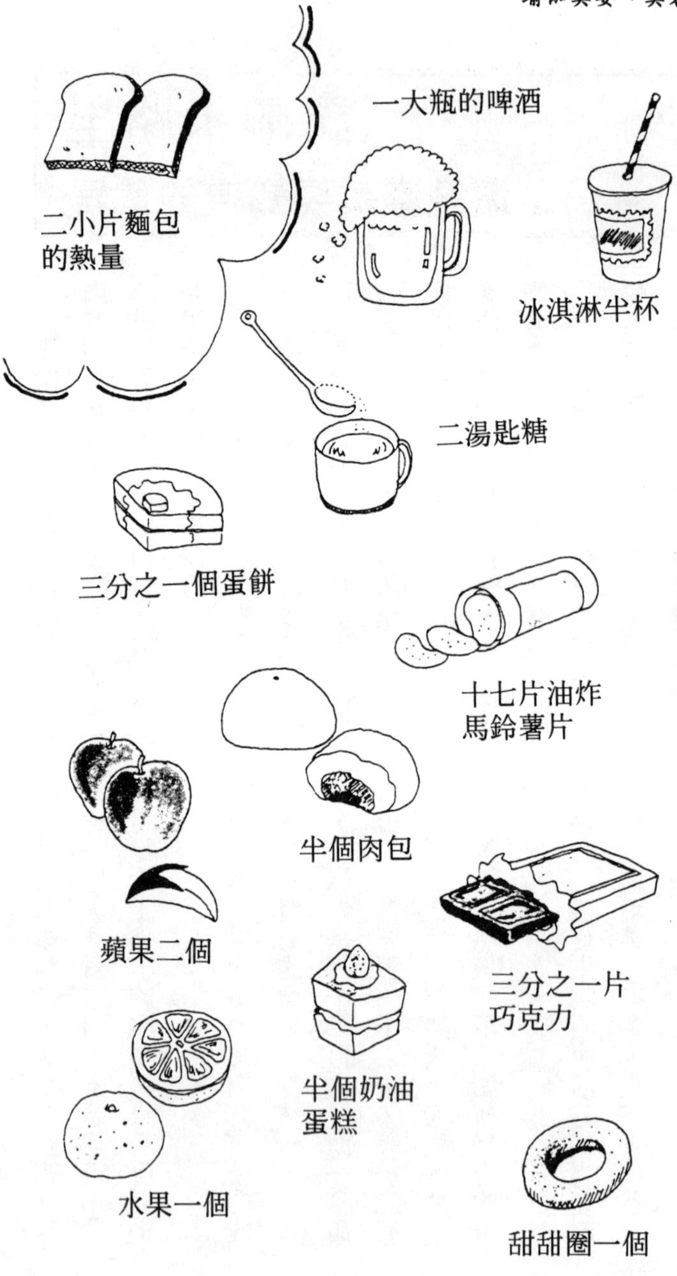
二小片麵包的熱量
一大瓶的啤酒
冰淇淋半杯
二湯匙糖
三分之一個蛋餅
十七片油炸馬鈴薯片
半個肉包
蘋果二個
三分之一片巧克力
半個奶油蛋糕
水果一個
甜甜圈一個

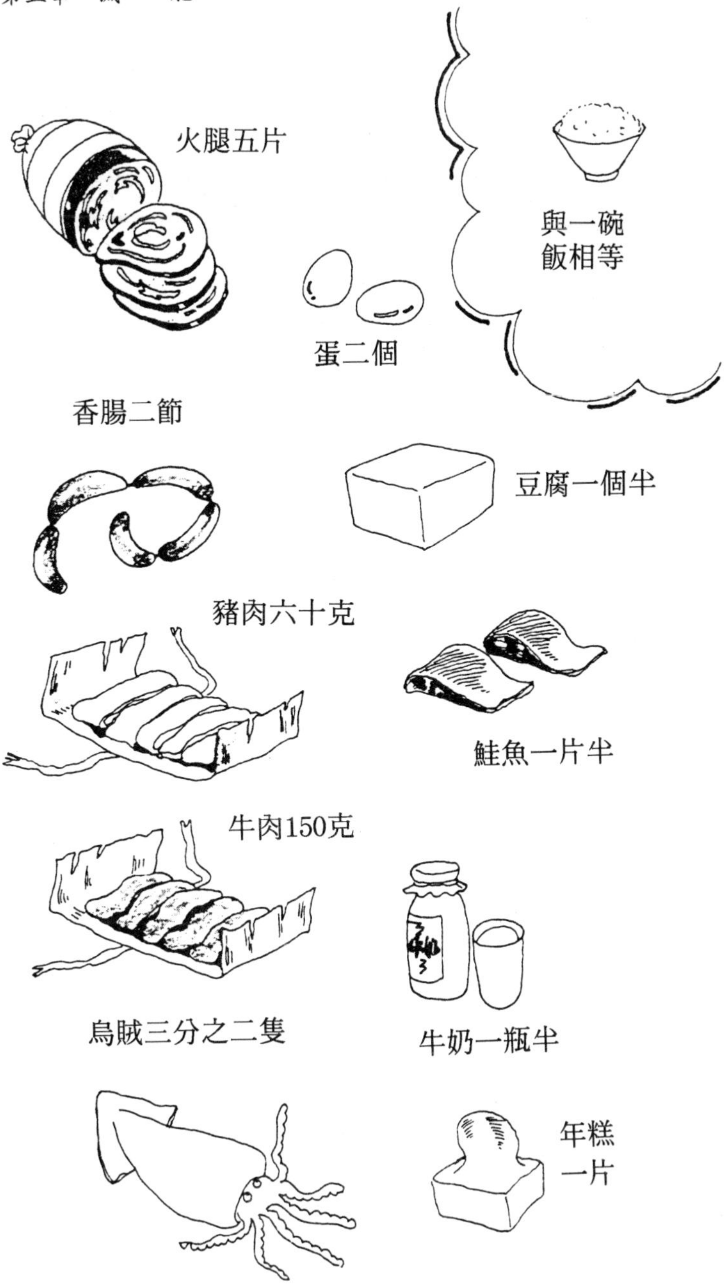
火腿五片
與一碗
飯相等
蛋二個
香腸二節
豆腐一個半
豬肉六十克
鮭魚一片半
牛肉150克
烏賊三分之二隻
牛奶一瓶半
年糕
一片

日常生活的姿勢

為了減肥要養成的習慣

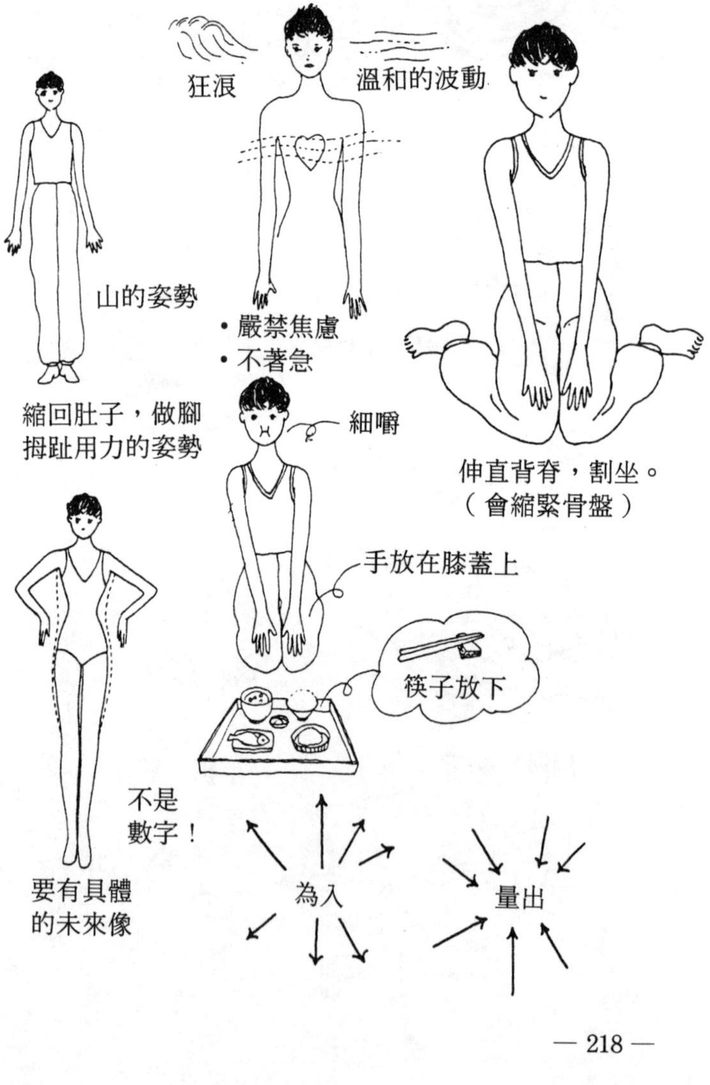

歸　納

把減肥的作戰計劃導向勝利的關鍵

脫離肥胖的作戰，看起來好像很孤獨，雖然靜坐，不吃東西都是個人的事，但是你卻可獲得世界上最有力的朋友。你更會因減肥而成為不分裂的、統一的、全體性的人。

①量入為出的二大支柱是靜坐和餐飲。

②並不是一定要有△天減輕△公斤的數字，而是要有一個具體、明顯的心像。

③每天做十五分鐘到三十分鐘的靜坐過程，你將會覺得舒服、暢快！

④嚴禁焦慮，著急會破壞一切。

⑤放下筷子，細細的嚼，慢慢的品嚐食物，姿勢端正的有如貴夫人般。

⑥瑪泥不拉環的人，要打開理智的生活門戶，與未知邂逅。

⑦那一口會使你變成豬！

⑧將卡路里以圖畫表現出來！

大展出版社有限公司
品冠文化出版社
圖書目錄

地址：台北市北投區(石牌)
致遠一路二段 12 巷 1 號
郵撥：01669551＜大展＞
19346241＜品冠＞
電話：(02) 28236031
28236033
28233123
傳真：(02) 28272069

・熱門新知・品冠編號 67

1.	圖解基因與 DNA	（精）	中原英臣主編	230 元
2.	圖解人體的神奇	（精）	米山公啟主編	230 元
3.	圖解腦與心的構造	（精）	永田和哉主編	230 元
4.	圖解科學的神奇	（精）	鳥海光弘主編	230 元
5.	圖解數學的神奇	（精）	柳 谷 晃著	250 元
6.	圖解基因操作	（精）	海老原充主編	230 元
7.	圖解後基因組	（精）	才園哲人著	230 元
8.	圖解再生醫療的構造與未來		才園哲人著	230 元
9.	圖解保護身體的免疫構造		才園哲人著	230 元
10.	90 分鐘了解尖端技術的結構		志村幸雄著	280 元

・名人選輯・品冠編號 671

1.	佛洛伊德	傅陽主編	200 元

・圍棋輕鬆學・品冠編號 68

1.	圍棋六日通	李曉佳編著	160 元
2.	布局的對策	吳玉林等編著	250 元
3.	定石的運用	吳玉林等編著	280 元

・象棋輕鬆學・品冠編號 69

1.	象棋開局精要	方長勤審校	280 元

・生活廣場・品冠編號 61

1.	366 天誕生星	李芳黛譯	280 元
2.	366 天誕生花與誕生石	李芳黛譯	280 元
3.	科學命相	淺野八郎著	220 元
4.	已知的他界科學	陳蒼杰譯	220 元
5.	開拓未來的他界科學	陳蒼杰譯	220 元
6.	世紀末變態心理犯罪檔案	沈永嘉譯	240 元

7. 366 天開運年鑑	林廷宇編著	230 元
8. 色彩學與你	野村順一著	230 元
9. 科學手相	淺野八郎著	230 元
10. 你也能成為戀愛高手	柯富陽編著	220 元
11. 血型與十二星座	許淑瑛編著	230 元
12. 動物測驗—人性現形	淺野八郎著	200 元
13. 愛情、幸福完全自測	淺野八郎著	200 元
14. 輕鬆攻佔女性	趙奕世編著	230 元
15. 解讀命運密碼	郭宗德著	200 元
16. 由客家了解亞洲	高木桂藏著	220 元

・女醫師系列・品冠編號 62

1. 子宮內膜症	國府田清子著	200 元
2. 子宮肌瘤	黑島淳子著	200 元
3. 上班女性的壓力症候群	池下育子著	200 元
4. 漏尿、尿失禁	中田真木著	200 元
5. 高齡生產	大鷹美子著	200 元
6. 子宮癌	上坊敏子著	200 元
7. 避孕	早乙女智子著	200 元
8. 不孕症	中村春根著	200 元
9. 生理痛與生理不順	堀口雅子著	200 元
10. 更年期	野末悅子著	200 元

・傳統民俗療法・品冠編號 63

1. 神奇刀療法	潘文雄著	200 元
2. 神奇拍打療法	安在峰著	200 元
3. 神奇拔罐療法	安在峰著	200 元
4. 神奇艾灸療法	安在峰著	200 元
5. 神奇貼敷療法	安在峰著	200 元
6. 神奇薰洗療法	安在峰著	200 元
7. 神奇耳穴療法	安在峰著	200 元
8. 神奇指針療法	安在峰著	200 元
9. 神奇藥酒療法	安在峰著	200 元
10. 神奇藥茶療法	安在峰著	200 元
11. 神奇推拿療法	張貴荷著	200 元
12. 神奇止痛療法	漆 浩 著	200 元
13. 神奇天然藥食物療法	李琳編著	200 元
14. 神奇新穴療法	吳德華編著	200 元
15. 神奇小針刀療法	韋丹主編	200 元

・常見病藥膳調養叢書・品冠編號 631

1.	脂肪肝四季飲食	蕭守貴著	200 元
2.	高血壓四季飲食	秦玖剛著	200 元
3.	慢性腎炎四季飲食	魏從強著	200 元
4.	高脂血症四季飲食	薛輝著	200 元
5.	慢性胃炎四季飲食	馬秉祥著	200 元
6.	糖尿病四季飲食	王耀獻著	200 元
7.	癌症四季飲食	李忠著	200 元
8.	痛風四季飲食	魯焰主編	200 元
9.	肝炎四季飲食	王虹等著	200 元
10.	肥胖症四季飲食	李偉等著	200 元
11.	膽囊炎、膽石症四季飲食	謝春娥著	200 元

・彩色圖解保健・品冠編號 64

1.	瘦身	主婦之友社	300 元
2.	腰痛	主婦之友社	300 元
3.	肩膀痠痛	主婦之友社	300 元
4.	腰、膝、腳的疼痛	主婦之友社	300 元
5.	壓力、精神疲勞	主婦之友社	300 元
6.	眼睛疲勞、視力減退	主婦之友社	300 元

・休閒保健叢書・品冠編號 641

1.	瘦身保健按摩術	聞慶漢主編	200 元
2.	顏面美容保健按摩術	聞慶漢主編	200 元

・心 想 事 成・品冠編號 65

1.	魔法愛情點心	結城莫拉著	120 元
2.	可愛手工飾品	結城莫拉著	120 元
3.	可愛打扮 & 髮型	結城莫拉著	120 元
4.	撲克牌算命	結城莫拉著	120 元

・少 年 偵 探・品冠編號 66

1.	怪盜二十面相	（精）	江戶川亂步著	特價 189 元
2.	少年偵探團	（精）	江戶川亂步著	特價 189 元
3.	妖怪博士	（精）	江戶川亂步著	特價 189 元
4.	大金塊	（精）	江戶川亂步著	特價 230 元
5.	青銅魔人	（精）	江戶川亂步著	特價 230 元
6.	地底魔術王	（精）	江戶川亂步著	特價 230 元
7.	透明怪人	（精）	江戶川亂步著	特價 230 元

8. 怪人四十面相 （精） 江戶川亂步著 特價 230 元
9. 宇宙怪人 （精） 江戶川亂步著 特價 230 元
10. 恐怖的鐵塔王國 （精） 江戶川亂步著 特價 230 元
11. 灰色巨人 （精） 江戶川亂步著 特價 230 元
12. 海底魔術師 （精） 江戶川亂步著 特價 230 元
13. 黃金豹 （精） 江戶川亂步著 特價 230 元
14. 魔法博士 （精） 江戶川亂步著 特價 230 元
15. 馬戲怪人 （精） 江戶川亂步著 特價 230 元
16. 魔人銅鑼 （精） 江戶川亂步著 特價 230 元
17. 魔法人偶 （精） 江戶川亂步著 特價 230 元
18. 奇面城的秘密 （精） 江戶川亂步著 特價 230 元
19. 夜光人 （精） 江戶川亂步著 特價 230 元
20. 塔上的魔術師 （精） 江戶川亂步著 特價 230 元
21. 鐵人Q （精） 江戶川亂步著 特價 230 元
22. 假面恐怖王 （精） 江戶川亂步著 特價 230 元
23. 電人M （精） 江戶川亂步著 特價 230 元
24. 二十面相的詛咒 （精） 江戶川亂步著 特價 230 元
25. 飛天二十面相 （精） 江戶川亂步著 特價 230 元
26. 黃金怪獸 （精） 江戶川亂步著 特價 230 元

・武 術 特 輯・大展編號 10

1. 陳式太極拳入門 馮志強編著 180 元
2. 武式太極拳 郝少如編著 200 元
3. 中國跆拳道實戰 100 例 岳維傳著 220 元
4. 教門長拳 蕭京凌編著 150 元
5. 跆拳道 蕭京凌編譯 180 元
6. 正傳合氣道 程曉鈴譯 200 元
7. 實用雙節棍 吳志勇編著 200 元
8. 格鬥空手道 鄭旭旭編著 200 元
9. 實用跆拳道 陳國榮編著 200 元
10. 武術初學指南 李文英、解守德編著 250 元
11. 泰國拳 陳國榮著 180 元
12. 中國式摔跤 黃 斌編著 180 元
13. 太極劍入門 李德印編著 180 元
14. 太極拳運動 運動司編 250 元
15. 太極拳譜 清・王宗岳等著 280 元
16. 散手初學 冷 峰編著 200 元
17. 南拳 朱瑞琪編著 180 元
18. 吳式太極劍 王培生著 200 元
19. 太極拳健身與技擊 王培生著 250 元
20. 秘傳武當八卦掌 狄兆龍著 250 元
21. 太極拳論譚 沈 壽著 250 元
22. 陳式太極拳技擊法 馬 虹著 250 元

國家圖書館出版品預行編目資料

瑜伽美姿、美容／黃靜香編著
－初版－臺北市，大展，民 83
面；21 公分－2版（快樂健美站；19）
ISBN 978-957-557-416-1（平裝）
1. 瑜伽 2. 美容 3. 健康法
411.7 82009782

瑜伽美姿、美容

ISBN-13:978-957-557-416-1
ISBN-10:957-557-416-8

編 著 者／黃 靜 香
發 行 人／蔡 森 明
出 版 者／大展出版社有限公司
社 址／台北市北投區（石牌）致遠一路 2 段 12 巷 1 號
電 話／(02) 28236031・28236033・28233123
傳 真／(02) 28272069
郵政劃撥／01669551
網 址／www.dah-jaan.com.tw
E-mail／service@dah-jaan.com.tw
登 記 證／局版臺業字第 2171 號
承 印 者／國順文具印刷行
裝 訂／建鑫印刷裝訂有限公司
排 版 者／千兵企業有限公司
2 版 1 刷／2006 年（民 95 年） 10 月 定價／180 元

一億人閱讀的暢銷書！

4 ～ 26 集　定價300元　特價230元

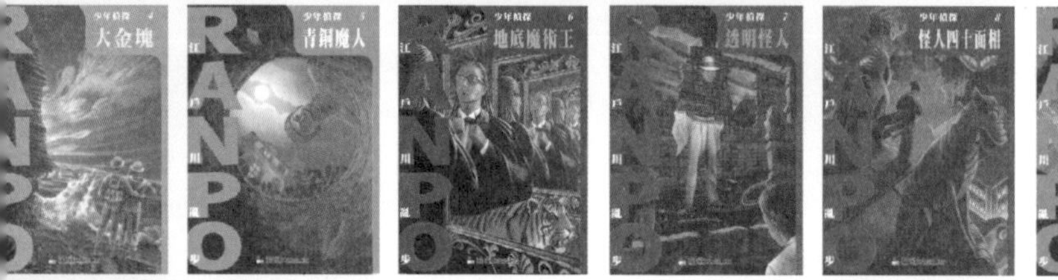

4.大金塊　5.青銅魔人　6.地底魔術王　7.透明怪人　8.怪人四十面相　9.宇宙怪人

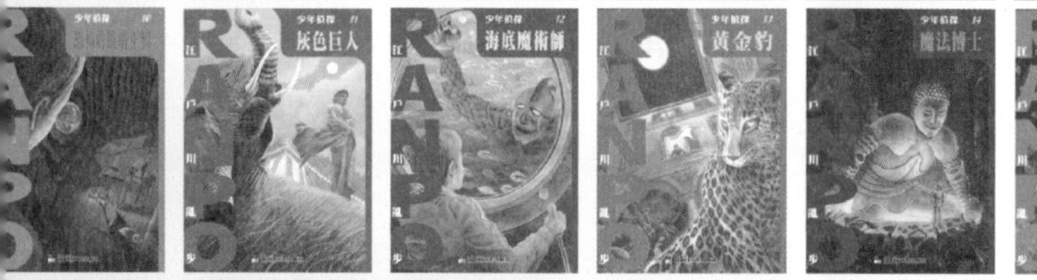

.恐怖的鐵塔王國　11.灰色巨人　12.海底魔術師　13.黃金豹　14.魔法博士　15.馬戲怪人

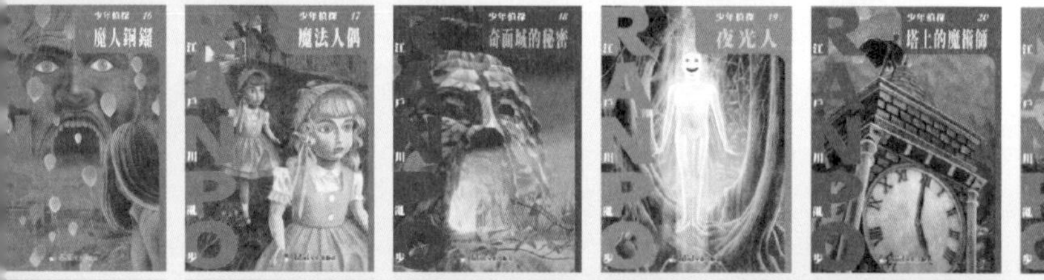

6.魔人銅鑼　17.魔法人偶　18.奇面城的秘密　19.夜光人　20.塔上的魔術師　21.鐵人Q

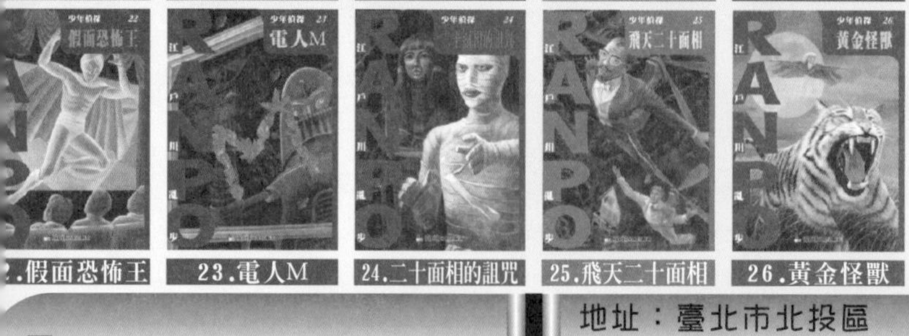

.假面恐怖王　23.電人M　24.二十面相的詛咒　25.飛天二十面相　26.黃金怪獸

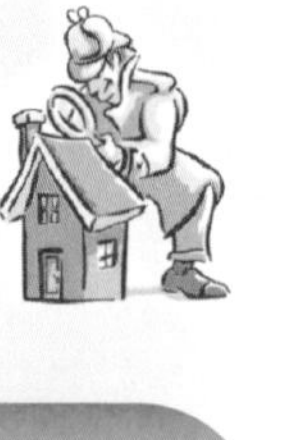

品冠文化出版社

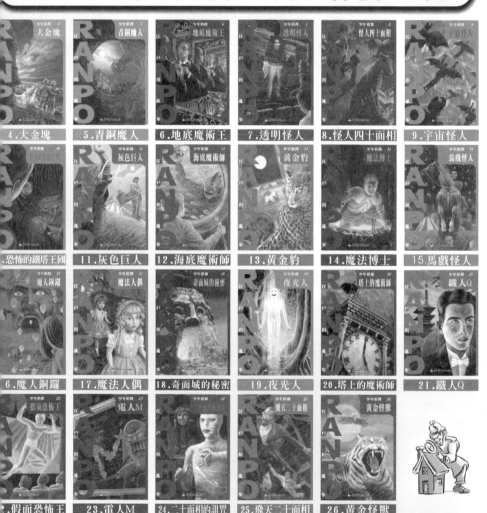

地址：臺北市北投區
致遠一路二段十二巷一號
電話：〈02〉28233123
郵政劃撥：19346241

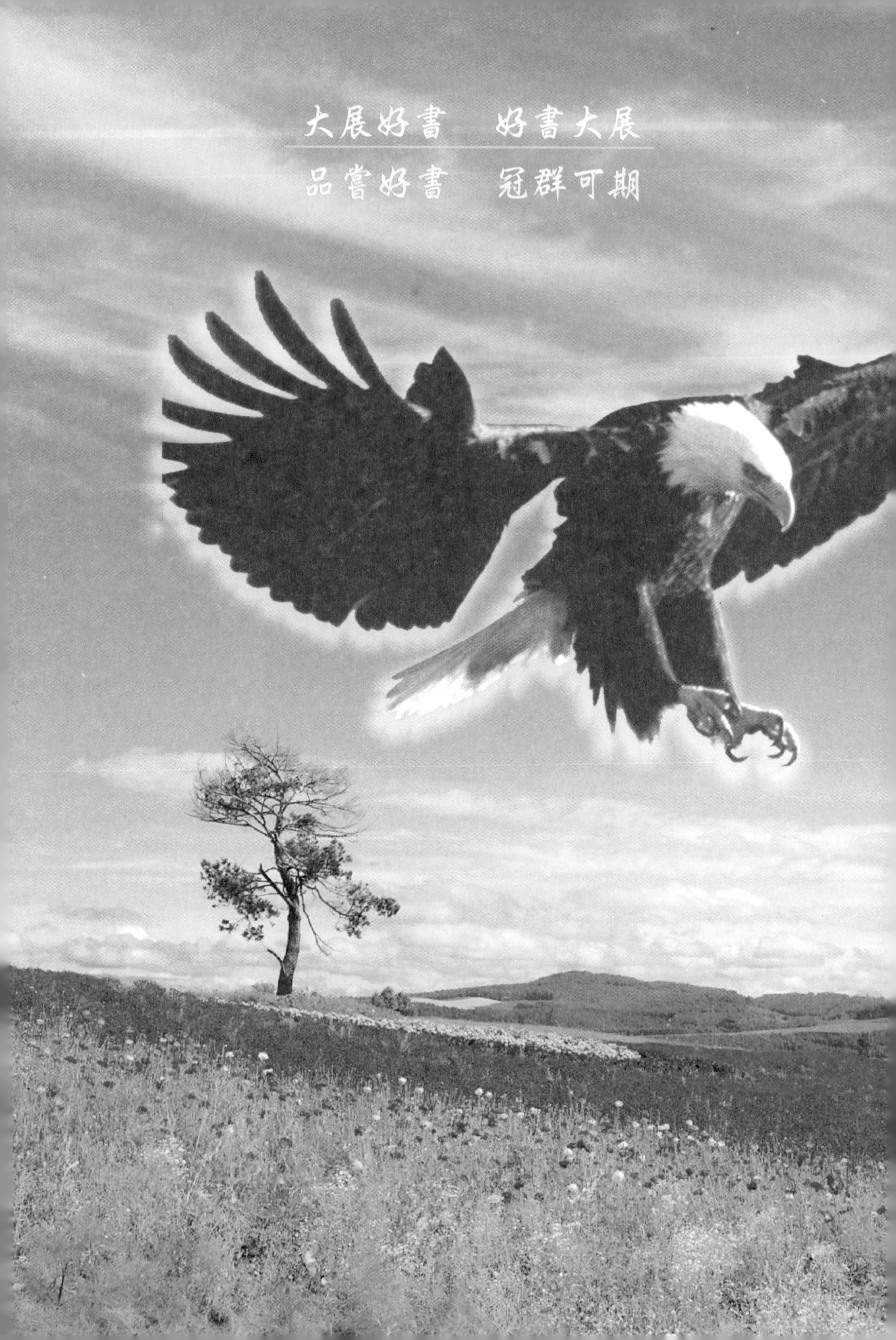
大展好書　好書大展
品嘗好書　冠群可期